Índice de contenido

Introducción

La fitoterapia es probablemente la más antigua de las terapias alternativas.

Alrededor del mundo se encuentran tradiciones y culturas que han utilizado y siguen utilizando las plantas medicinales para prevenir, tratar y aliviar enfermedades de todo tipo.

En este libro se explica cómo preparar remedios naturales y las plantas utilizadas en los mismos, con fichas individuales para cada planta.

Pedro Moreiro López

Cultivo y cuidado de las plantas medicinales

En este artículo vamos a tratar el cultivo y cuidado de las plantas medicinales, para que podamos disponer de ellas y tengamos siempre plantas frescas a mano.

Para ello vamos a ver unos casos prácticos con plantas bien conocidas y fáciles de conseguir en cualquier país.

1. Seco y soleado

Para crear nuestro huerto con este tipo de plantas, vamos a necesitar **romero, tomillo, salvia** y **lavanda**.

Aunque puedes intentarlo con semillas o esquejes, por mi experiencia personal, eso es algo más complicado, y no es el objetivo de este artículo.

La manera más rápida, cómoda y práctica, es comprando plantitas de un vivero o mercado. Compra 2 de cada una para llenar bien el espacio.

- En el terreno donde vayas a plantar (soleado), mide 1 metro cuadrado.

- Cava por igual hasta una profundidad de 25 centímetros.

- De esos 25 centímetros, rellena 5 de piedritas o grava, para facilitar el drenaje del exceso de agua.

- Echa un poco de tierra y coloca las plantas de forma decorativa.

- Echa el resto de la tierra igualando y apretando bien.

•Decora con piedras de jardín y rocas.

•Riega abundantemente para que las plantas se asienten en su lugar.

La ventaja de este tipo de plantas es que no necesitan excesivos cuidados.

Solamente quitar las hojas y ramas muertas que vayan teniendo a lo largo del tiempo.

En cuanto al riego, en la estación cálida, con regarlas en días alternos es suficiente. En la estación fría, 2 veces a la semana está bien.

2. Semisombra y húmedo

Para este tipo de huerto vamos a escoger a la hierbabuena, albahaca y orégano.

La preparación del terreno es igual que para el caso anterior, solo que en este caso debes escoger uno en sombra o semisombra, y comprar un saco de sustrato para rellenar.

Estas plantas si son un poco más delicadas, por lo que habrá que ir eliminando hojas y ramas muertas, así como las malas hierbas que salgan.

También hay que estar pendiente de pulgones y otro parásitos. La idea es no usar pesticidas ni productos químicos.

Se pueden regar a diario en la época de calor y en días alternos cuando haga frío.

3. Hierbas

Estas plantas medicinales son ideales para tenerlas en maceta en la ventana de la cocina, por ejemplo.

En este grupo entrarían el **perejil** y el **cilantro**, entre otras.

Puedes comprar semillas en cualquier sitio especializado o de jardinería.

Son de crecimiento rápido y es muy práctico tenerlas en la cocina para usarlas como condimento, además de su utilidad medicinal.

Riégalas en días alternos, y puedes dejar que algunas ramas florezcan y echen fruto, para disponer nuevamente de semillas.

Observaciones

Estas plantas son solo un ejemplo de las que se pueden cultivar en casa o en un pequeño terreno.

Si no dispones de un terreno, igualmente se pueden plantar en macetas, pero teniendo en cuenta las recomendaciones de sol y riego para cada una.

Cómo secar y conservar las plantas medicinales

Las plantas medicinales se obtienen a día de hoy en su mayor parte de cultivos alrededor del mundo.

Pero todavía existen regiones en donde es posible encontrar plantas medicinales silvestres.

Antes de lanzarse al campo a buscar, es importante informarse de si existe alguna ley que prohíba recolectarlas o están en peligro de extinción en esa zona.

Lo ideal sería disponer de un huertito con nuestras propias plantas, y si no es posible, al menos unas macetas con las que más nos gusten.

Recolección

Por puro sentido común, y también por cuestiones de ética, no debemos arrancar o cortar las plantas silvestres enteras. Eso queda reservado a las plantas cultivadas. Lo recomendable es cortar una flor de una planta, unas ramitas de otra y así. De esta manera, otras personas podrán disfrutar de esas plantas y nosotros mismos al año siguiente.

El mejor momento para recolectar las plantas medicinales es un poco relativo. Depende de en qué parte del mundo nos encontremos, del clima y qué parte de la planta se utiliza.

Como norma general, durante la floración es cuando mayor cantidad de principios activos contienen. Es pues el tiempo para cortas las flores, hojas o la planta al completo.

Cuando necesitemos la raíz, hay que esperar al segundo año de edad de dicha planta para que sea más efectiva. Cortar las raíces en otoño.

Para las plantas en las que la parte útil sea la corteza, esperaremos a que llegue la primavera para cortar un trozo, cuidando de no dañarlas.

El fruto, como es obvio, cuando esté disponible.

Secado

Aquí igual hay que hacer una distinción dependiendo de la parte a secar.

- Flores, hojas o planta completa: Se atan en un manojo y se cuelgan boca abajo en una cuerda de las de tender ropa. El lugar debe tener buena ventilación y estar a la sombra. Dejarlas secar de 3 a 4 semanas. Ejemplos de flores serían las de **manzanilla** y **saúco**, hojas de **albahaca** y **rooibos**, y plantas completas de **dulcamara** y **matricaria**.

- Raíces (**eleuterococo, helenio**), cortezas (**mahonia, lapacho**) y frutos (**lino, sabal**). Si pudiéramos disponer de 2 marcos de madera iguales con malla metálica o tela de algodón, sería perfecto. Se cortan las raíces en láminas, las cortezas en trozos pequeños y los frutos se dejan enteros. Se colocan en uno de los marcos y se tapan con el otro. Durante 1 mes en lugar ventilado y a la sombra.

Conservación

Cuando estemos seguros de que las plantas se han secado por completo, podemos proceder al envasado. Para ello nos serviremos de frascos de cristal de mermelada o similares, perfectamente limpios y secos.

1. Se introduce poco a poco la planta, apretando ligeramente para sacar parte del aire, pero que quede suelta. Llenarla hasta el borde y poner la tapa.

2. Guarda los frascos en la parte baja de los armarios de cocina o despensa que es la zona más fresca. Si no hay puerta para que estén en la oscuridad, tápalos con un trapo o caja de cartón.

Observaciones

En general, las plantas medicinales bien conservadas mantienen sus propiedades durante 1 año. Pasado ese tiempo, es preferible tirarlas y recolectar otras frescas.

El poder preventivo de la fitoterapia

El uso más conocido de las plantas medicinales es como alternativa a los medicamentos químicos, ya que tienen menos efectos secundarios y no dejan residuos en el organismo.

Pero el verdadero valor de la fitoterapia reside en la prevención de enfermedades.

Obviamente complementando a una dieta equilibrada y ejercicio físico suficiente.

Las siguientes plantas medicinales consumidas regularmente contribuyen a mantener el cuerpo sano y retrasar el envejecimiento.

1. Limón

El jugo del limón es remineralizante, alcalinizante, antiviral, antifúngico y estimulante, entre otras propiedades. Aporta vitamina C, esencial en la prevención de gripes y resfriados.

La forma ideal de tomarlo sería por la mañana en ayunas. Calienta 1/4 de litro de agua, y cuando esté tibia, agrega el jugo de medio limón grande o de 1 entero de lo pequeños. Bébelo de un trago.

Es importante no comer ni cepillarse los dientes hasta pasada media hora, de lo contrario se dañaría el esmalte dental.

2. Eucalipto

El eucalipto limpia las vías respiratorias y previene de enfermedades pulmonares.

Una infusión de hojas de eucalipto antes de dormir, favorece el sueño reparador y la oxigenación de todo el organismo.

3. Boldo

El hígado es un órgano que trabaja permanentemente limpiando la sangre de sustancias tóxicas, por citar una de sus múltiples funciones.

Aquí es donde el consumo de boldo en infusión o en forma de suplemento puede ayudar, acelerando la eliminación de toxinas y en especial del ácido úrico, deshecho de los procesos metabólicos.

Previene la hiperuricemia, gota y la formación de piedras en el riñón.

4. Apio

El apio es diurético, remineralizante, alcalinizante, desintoxicante y depurativo.

Es preferible la variedad de tallo verde por contener más minerales y clorofila.

Se puede comer en ensalada o extraer el jugo para tomarlo en ayunas.

Evita consumir el apio por la noche, de lo contrario no podrás dormir por la constante necesidad de orinar.

5. Té verde

Las propiedades más importantes del té son antioxidante, estimulante, anticaries, anticancerígeno y desintoxicante.

Se hierve una taza de agua y se añade una cucharadita de té verde. Dejar reposar 5 minutos y tornar media hora antes de las comidas.

No es recomendable tomarlo más allá del mediodía, para no interferir en el sueño nocturno.

6. Ajo

El ajo es una de las plantas medicinales imprescindibles que no debe faltar en la despensa.

Es anticoagulante, baja los niveles de colesterol y triglicéridos, antioxidante, expectorante y es considerado corno el antibiótico natural por excelencia.

Para obtener todos sus beneficios es necesario consumido crudo o en preparados equivalentes, ya que cocinado pierde prácticamente todo su valor.

Previene las enfermedades coronarias, gripe, resfriado y varices.

7. Tomillo

El poder antioxidante del tomillo es mayor que la mayoría de preparados comerciales que aseguran tener esa propiedad.

Es además antifúngico, expectorante, antiviral, antibacteriano y estimulante.

Es preventivo de enfermedades pulmonares, infecciosas, acné, candidiasis y retrasa el envejecimiento.

Calienta una taza de agua y agrega una cucharadita de tomillo. Deja reposar 10 minutos. 1 o 2 tazas al día.

Observaciones

No es necesario usar todas estas plantas en un mismo día, es suficiente con ir alternándolas durante la semana como más apetezca.

Es bueno cuidarse disfrutando, sin obsesiones.

10 maneras de usar las plantas medicinales

Aunque la infusión sea la manera más extendida de tomar plantas medicinales, existen muchas diferentes, algunas tradicionales y otras de reciente implantación.

Dependiendo del efecto deseado y de los principios activos que contenga la planta, elegiremos la más conveniente.

Estas son las principales.

1. Infusión

Sin duda la más conocida a nivel mundial. El té es la bebida natural más consumida después del agua en todo el mundo, y se prepara en infusión.

Calienta agua hasta que hierva, retírala del fuego y agrega 1 a 2 cucharaditas de la planta. Tápalo y deja reposar de 5 a 10 minutos.

Se preparan en infusión, por ejemplo, la **manzanilla**, **menta**, **tila** y cualquier planta cuya presentación sea en sobres individuales.

2. Maceración

La maceración consiste en poner en remojo la planta medicinal en cuestión, durante el tiempo conveniente.

Este método es de los menos usados en fitoterapia, aunque sí es una buena manera de extraer los mucílagos de ciertas plantas.

De esta manera se forma un gel indicado para los casos de estreñimiento y hemorroides.

Las más conocidas son las semillas de lino, chía e ispágula.

3. Decocción

Como su propio nombre indica, este método consiste en cocer la parte de la planta en agua.

Normalmente, de este tipo de plantas, no nos interesa tanto los principios activos, (en su mayoría volátiles), pero sí su contenido en minerales.

Ejemplos de estas plantas serían el apio, la zarzaparrilla y la cola de caballo.

4. Aceite esencial

El aceite esencial contiene todos lo principios activos de la planta en su máxima concentración.

Está totalmente desaconsejado para uso interno.

Para uso externo, se diluye en algún aceite portador, (aceite de almendras dulces, de oliva, etc), y tienen diversas propiedades: relajante, estimulante, cicatrizante, etc.

Están indicados para realizar masajes y en afecciones de la piel.

Algunas plantas de las que se obtiene aceite esencial son el romero, lavanda y tomillo.

5. Tintura

La tintura consiste en la extracción de los principios activos de la planta con alcohol o alguna bebida alcohólica.

La dosis de tintura va de unas gotas a una cucharadita disuelta en un poco de agua. Se suele tomar en ayunas.

También tiene aplicaciones en uso externo en algunos casos.

Funcionan bien en tintura la **menta**, el **anís** y el **orégano**.

6. Oleato

El oleato es similar a la tintura, solo que el método para extraer los principios activos, es mediante algún tipo de aceite, preferiblemente de 1ª presión en frío.

La mayor parte de oleatos se aplican en uso externo, en masajes y para tratamientos de la piel.

Puede considerarse una alternativa "casera" a la mezcla de aceite esencial + aceite portador, aunque menos concentrado.

Buenas plantas en oleato son la **caléndula**, **manzanilla** y **árnica**.

7. Aceite de 1ª presión en frío

Consiste en la extracción de la porción grasa de la planta exclusivamente por prensado, sin calentar la materia prima.

De esta forma se conservan la mayor parte de sus propiedades, vitaminas, antioxidantes y enzimas.

Esto es particularmente importante para los aceites comestibles, pero también es un beneficio para los de uso cosmético.

Plantas con alto contenido en aceite son el **girasol**, la **rosa mosqueta** y las **almendras dulces**.

8. Cápsulas

En esta presentación suelen incluirse plantas que tienen mal olor o sabor, que haría desagradable su ingestión directa, aunque una vez en el estómago, las cápsulas se disuelven rápidamente, liberando su contenido.

En esta categoría estarían la valeriana, diente de león y cúrcuma.

9. Comprimidos

Contrariamente a las cápsulas, en esta presentación se incluyen plantas cuyo sabor u olor no representa un problema.

Curiosamente, las plantas más usadas en el formato de comprimido, son aquellas altas en nutrientes, también conocidas como superalimentos.

Ejemplos de estas son el alga chlorella, la alfalfa y la ortiga.

10. Gotas

Y por último, están los extractos acuosos, alcohólicos, hidroalcohólicos y de otros solventes orgánicos, que contienen los principios activos de la planta en formato líquido.

Las dosis suelen ser de 20 gotas o 1 mililitro del preparado.

Los más demandados son los preparados compuestos de varias plantas y con un fin específico, por ejemplo, gotas adelgazantes, gotas diuréticas, etc.

Abeto

El abeto es un árbol de origen europeo, que llega a alcanzar los 50 metros de altura.

Se encuentra distribuido por zonas montañosas hasta los 2000 metros sobre el nivel del mar.

Además de ser el árbol de la navidad, tiene propiedades medicinales.

El aceite esencial y la resina son utilizadas para fabricar productos analgésicos de uso tópico.

En combinación con otras plantas similares, aumenta su eficacia contra los dolores.

Nombre científico: Abies alba Miller.

Nombres comunes: Abetuna, picea, pinabete común.

Partes de la planta utilizadas: Hojas, brotes y resina.

Composición: Aceite esencial.

Acción farmacológica: Analgésico, rubefaciente.

Indicaciones: Dolor muscular, dolor articular.

Contraindicaciones: No se conocen.

Modo de empleo: Cremas y otros preparados con aceite esencial de abeto, para masajear zonas doloridas. Seguir instrucciones del producto.

Achicoria

La achicoria es una planta herbácea perenne de la familia de las asteráceas. Procede originariamente de Europa, donde se reproduce de manera silvestre en los prados y campos en barbecho, así como a la vera de los caminos.

Se ha naturalizado en varias regiones de América y África. Se cultiva especialmente en el norte de Francia, Bélgica, Alemania y España. Puede alcanzar 1 metro de altura. Muestra numerosas ramificaciones. Las hojas son basales, y las ubicadas en la parte superior del tallo se encuentran reducidas a brácteas.

La floración, entre julio y septiembre, da lugar a inflorescencias liguladas de color azul. La flor tiene la particularidad de no abrirse más que a pleno sol, y seguir la trayectoria de este igual que los girasoles. Son hermafroditas, de reproducción autógama la mayoría de las veces. La raíz es gruesa y pivotante.

Nombre científico: Cichorium intybus L.

Nombres comunes: Azapuerco, almerón, camarrojo.

Partes de la planta utilizadas: Raíces.

Composición: Lactona, inulina, minerales.

Acción farmacológica: Digestivo, aperitivo.

Indicaciones: Dispepsia, inapetencia.

Contraindicaciones: No utilizar achicoria en caso de padecer trastornos biliares. Puede provocar alergia en personas sensibles.

Modo de empleo: Como sustituto del café, tomar 3 tazas de achicoria tostada al día. También en preparados de venta en dietéticas.

Aciano

El aciano es una planta originaria de Europa, aunque en la actualidad se encuentra por América y Asia, gracias a la propagación de las semillas mezcladas con otras de cereales.

Debido a que se ha considerado como mala hierba por parte de los agricultores desde la antigüedad, el uso de herbicidas ha reducido considerablemente su número.

Sus flores son de un azul cielo, y son la parte usada en fitoterapia por sus propiedades antiinflamatorias y antisépticas, especialmente para aliviar problemas oculares.

En caso de no poder conseguir aciano, se puede sustituir perfectamente por la eufrasia.

Nombre científico: Centaurea cyanus.

Nombres comunes: Ciano, azuletes, cabezudo.

Partes de la planta utilizadas: Flores.

Composición: Cianina, tanino, mucílagos.

Acción farmacológica: Antiséptico, antiinflamatorio.

Indicaciones: Blefaritis, conjuntivitis.

Contraindicaciones: No se conocen.

Modo de empleo: Añadir una cucharadita de aciano a una taza de agua hervida. Dejar enfriar a temperatura ambiente.
Filtrar el líquido con un filtro de los de café y realizar lavados oculares.

Aguacate

El aguacate es un árbol originario de México perteneciente a la familia de las lauráceas.

Esta especie puede alcanzar los 20 m de altura. Las hojas, de color verde oscuro, se disponen de forma alterna a lo largo de los tallos, tienen de 12 a 25 cm de longitud.

Las diminutas flores, de color amarillo verdoso, producen frutos en forma de pera que pueden ser de color verde oscuro y en ocasiones morado casi negro, dependiendo de la variedad y grado de madurez. Su tamaño, aunque dependiendo de la variedad, es de unos 7 a 20 cm de largo y su diámetro máximo de unos 6 cm, con una gran semilla central.

Nombre científico: Persea americana Miller.

Nombres comunes: Avocado, palta, cura.

Partes de la planta utilizadas: Frutos.

Composición: Ácidos grasos, triterpenos, vitaminas.

Acción farmacológica: Analgésico, antiinflamatorio, emoliente.

Indicaciones: Artrosis, problemas cutáneos.

Contraindicaciones: No se conocen.

Advertencias: Consultar con el médico si se está tomando otra medicación antes de usar el insaponificable de aguacate.

Modo de empleo: Uso interno: Para la artrosis existen preparados de insaponificable de aguacate y soja.

Uso externo: Por otro lado hay multitud de cremas con aceite de aguacate, especialmente para tratar pieles secas.

Ajedrea

La ajedrea es una planta arbustiva originaria de Europa.

Es posible encontrarla en la cuenca mediterránea y el norte de África.

Puede medir hasta 60 centímetros de altura en su hábitat natural.

Es utilizada como condimento en cocina, especialmente para acompañar platos de carnes.

Por sus propiedades antiséptica y antiinflamatoria, sirve para aliviar inflamaciones de garganta.

Nombre científico: Satureja montana L.

Nombres comunes: Hisopillo, morquera, boja.

Partes de la planta utilizadas: Flores.

Composición: Taninos, fenol, aceite esencial.

Acción farmacológica: Antimicrobiano, antiinflamatorio, antitusivo.

Indicaciones: Tos, faringitis, amigdalitis.

Contraindicaciones: Ninguna conocida.

Advertencias: Posibles reacciones alérgicas en personas sensibles.

Modo de empleo: Hervir una taza de agua y añadir una cucharadita de ajedrea.

Dejar enfriar a temperatura ambiente y realizar gargarismos 3 veces al día.

Ajo

El ajo es una hortaliza cuyo bulbo se emplea en la cocina mediterránea. Tiene un sabor fuerte y algo picante. Es una planta perenne de la familia de la cebolla. Las hojas son planas y delgadas, de hasta 30 cm de largo. Las raíces alcanzan profundidades de 50 cm o más. El bulbo forma una cabeza dividida en gajos llamados dientes. Cada cabeza puede contener de 6 a 12, envueltos en una película de color blanco o rojizo.

Nombre científico: Allium sativum L.

Nombres comunes: Ajo común, ajo blanco.

Partes de la planta utilizadas: Bulbo.

Composición: Aliína, sulfuros, vitaminas, minerales, proteínas.

Acción farmacológica: Antihelmíntico, vasodilatador, antifúngico, hipolipemiante.

Indicaciones: Parásitos intestinales, hipercolesteremia, hiperlipidemia, trastornos circulatorios.

Contraindicaciones: No utilizar el ajo en caso de problemas estomacales. Solo para uso interno.

Advertencias: Los componentes volátiles del ajo, se expulsan a través de la piel y los pulmones principalmente, por lo que puede resultar desagradable para personas cercanas.

Modo de empleo: Solo el ajo crudo mantiene todas sus propiedades. Dos o tres dientes de ajo al día en las comidas suelen ser suficientes. Otra alternativa son las perlas de gelatina con ajo desodorizado.

Albahaca

La albahaca pertenece a la familia de las lamiáceas, es una hierba aromática anual nativa de Irán, India y otras regiones tropicales de Asia, que lleva siendo cultivada mas de 5.000 años.

Esta planta es muy sensible a las heladas.

Se cultiva únicamente por semillas, que se pueden sembrar en semilleros o macetas en un invernadero a principios o mediados de la primavera.

Requiere una posición soleada, aunque en climas de veranos muy calurosos agradece algo de sombra y suelos fértiles, permeables y húmedos.

Nombre científico: Ocimum basilicum L.

Nombres comunes: Albacar, alfábega, hierba de los reyes.

Partes de la planta utilizadas: Hojas.

Composición: Flavonoides, saponina, aceite esencial.

Acción farmacológica: Espasmolítico, carminativo, digestivo.

Indicaciones: Dispepsia, espasmos intestinales, flatulencia.

Contraindicaciones: No consumir albahaca durante el embarazo y el periodo de lactancia.

Modo de empleo: Calentar 1/4 litro de agua hasta hervir. Añadir 1 cucharadita de albahaca y dejar en infusión 5 minutos. Tomar 3 tazas al día.

Alcachofera

La alcachofera es una planta cultivada como alimento en climas templados. Pertenece al género de las Cynara dentro de la familia Asteraceae. Se nombra como alcachofa, tanto la parte de la planta entera, como la inflorescencia en capítulo, cabeza floral comestible.

Es perenne y de hasta 150 cm de envergadura, que vuelve a brotar de la cepa todos los años, pasado el invierno, si el frío no la heló. Echa un rosetón de hojas segmentadas aunque menos divididas que las del cardo y con pocas espinas. Las hojas tienen color verde claro en el haz y en el envés están cubiertas por fibrillas blancas con aspecto pálido. Tanto el rabillo de la hoja como la vena principal tienen costillas longitudinales salientes.

Nombre científico: Cynara scolimus L.

Nombres comunes: Alcancil, morrilla, carchofa.

Partes de la planta utilizadas: Hojas.

Composición: Vitaminas, minerales, lactona, fenol, fitosterol, flavonoides.

Acción farmacológica: Hepatoprotector, hipocolesteremiante, colerético, digestivo.

Indicaciones: Dispepsia, hipercolesteremia.

Contraindicaciones: No consumir la alcachofera durante el embarazo y lactancia, ni en caso de obstrucción biliar.

Modo de empleo: Se pueden consumir las alcachofas como alimento, o en preparados de venta en farmacias y naturistas.

Alcanforero

El alcanforero es un árbol originario de los países asiáticos, llegando a alcanzar los 20 metros de altura en su hábitat natural.

Sus flores son diminutas teniendo en cuenta el tamaño del árbol. Son blancas y poseen 6 pétalos. Los frutos son rojos con forma de baya, y no son comestibles.

En fitoterapia se utiliza el aceite esencial extraído de la destilación de su madera, y en ocasiones también de sus hojas y ramas. Tiene como propiedad principal un efecto rubefaciente, es decir, aplicado en fricciones o masaje, activa la circulación local.

Nombre científico: Cinnamomum camphora.

Nombres comunes: Alcanfor, canfora.

Partes de la planta utilizadas: Madera.

Composición: Aceite esencial, taninos.

Acción farmacológica: Rubefaciente, antiinflamatorio, analgésico.

Indicaciones: Dolores musculares, dolores articulares, problemas circulatorios.

Contraindicaciones: El aceite esencial puede provocar reacciones alérgicas en personas sensibles.

Advertencias: Exclusivamente para uso externo.

Modo de empleo: El aceite de alcanfor forma parte de preparaciones para masajes analgésicos. Seguir las instrucciones del producto.

Alfalfa

La alfalfa es una planta que pertenece a la familia de las leguminosas. Tiene un ciclo vital de entre cinco y doce años, dependiendo de la variedad utilizada, así como el clima.

Llega a alcanzar una altura de 1 metro, desarrollando densas agrupaciones de pequeñas flores púrpuras. Sus raíces suelen ser muy profundas, pudiendo medir hasta 4,5 metros. De esta manera, la alfalfa es especialmente resistente a la sequía. Tiene un genoma tetraploide.

Procede de Irán, donde probablemente fue usada por el hombre durante la Edad del bronce para alimentar a los caballos procedentes de Asia central. Llegaría a Grecia alrededor del 490 a. C., siendo utilizada para la caballería del ejército persa. A Estados Unidos llegaría a través de Chile, en torno a 1860.

Nombre científico: Medicago sativa L.

Nombres comunes: Mielgas, trebolillo, amelca.

Partes de la planta utilizadas: Flores y hojas.

Composición: Vitaminas, minerales, tanino, proteínas, esterol, saponina, cumarina.

Acción farmacológica: Mineralizante, hipolipemiante.

Indicaciones: Anemia, avitaminosis.

Contraindicaciones: No consumir en caso de padecer lupus.

Modo de empleo: Germinados de alfalfa, preparados de venta en tiendas naturistas.

Alholva

La alholva es una especie botánica de planta con flor, anual, de hasta 50 centímetros de altura con hojas compuestas de tres hojuelas oblongas.

Esta planta florece en primavera (posee una flor blanca) y puede encontrarse entre las mieses (campos de trigo) de la península ibérica y en Baleares.

Puede encontrarse además en otros países del sur de Europa pero su origen se establece en el sudoeste asiático, lugar donde existen plantaciones en la actualidad.

Los usos de la alholva han sido muy diversos y se puede decir que acompaña a la humanidad desde sus comienzos.

Nombre científico: Trigonella foenum-graecum L.

Nombres comunes: Fenogreco, trigonela, fenacho.

Partes de la planta utilizadas: Semillas.

Composición: Esterol, flavonoides, proteínas, grasas, saponina.

Acción farmacológica: Hipolipemiante, hipoglucemiante, aperitivo.

Indicaciones: Inapetencia, hiperglucemia, diabetes.

Contraindicaciones: No se conocen.

Modo de empleo: Hervir 2 cucharaditas de alholva en 1/4 de litro de agua durante 5 minutos. Dejar reposar 10 minutos. Tomar 3 tazas al día.

Aloe

El aloe crece en las zonas más desérticas de África, en especial en Provincia del Cabo (Sudáfrica) y en las montañas del África tropical.

Forma una roseta de grandes hojas carnosas y gruesas que salen de un tallo corto (en algunas especies es muy largo e incluso ramificado). Estas hojas son normalmente lanceoladas con un afilado ápice y márgenes espinosos, los colores varían del gris al verde brillante y a veces están rayadas o moteadas.

Las flores tubulares, con colores desde amarillo, anaranjadas o rojas, nacen en un tallo sin hojas, simple o ramificado, agrupadas en densos racimos (inflorescencias). El aloe es una planta que se reproduce por polinización cruzada.

Nombre científico: Aloe barbadensis Miller.

Nombres comunes: Sábila, acíbar, zabira.

Partes de la planta utilizadas: Hojas.

Composición: Aloína, azúcares, glucomanano.

Acción farmacológica: Antiinflamatorio, laxante, cicatrizante.

Indicaciones: Heridas, estreñimiento, quemaduras.

Contraindicaciones: No utilizar el aloe por vía interna durante el embarazo y el periodo de lactancia. Puede provocar alergias en personas sensibles.

Modo de empleo: Cremas y preparados de aloe, a la venta en tiendas naturistas.

Anís

El anís es una hierba de la familia de las apiáceas originaria del Asia sudoccidental y la cuenca mediterránea oriental.

Forma matas de hasta 1 metro de altura.

Las hojas en la base de la base son simples, de entre 2 a 5 cm de largo ligeramente lobuladas mientras que en la parte superior del tallo son pinnadas y más profundamente divididas.

Las flores, de 3 mm, son blancas, pentapétalas y surgen en densas umbelas.

El fruto es un esquizocarpio oblongo de 3 a 5 mm de largo con un fuerte sabor aromático.

Nombre científico: Pimpinella anisum L.

Nombres comunes: Matalahúga, pimpinela blanca, hierba dulce.

Partes de la planta utilizadas: Frutos.

Composición: Aceite esencial, flavonoides, fenol.

Acción farmacológica: Digestivo, carminativo, expectorante.

Indicaciones: Dispepsia, flatulencia, espasmos intestinales.

Contraindicaciones: El aceite esencial de anís puede provocar alergia en personas sensibles.

Modo de empleo: Usado como condimento o en forma de tisana. Calentar 1/4 de litro de agua y añadir una cucharadita de anís.

Dejar reposar 5 minutos. Tomar 3 tazas al día después de las comidas.

Apio

El apio es una especie vegetal perteneciente al orden de las umbelíferas, oriundo de la zona mediterránea.

Posee tallos estriados que forman una gruesa penca con hojas acuñadas.

Toda la planta tiene un fuerte sabor acre, aunque el blanqueo de los tallos en el cultivo hace que pierdan estas cualidades, adquiriendo un sabor más dulce y el característico aroma que lo convierte en un buen ingrediente de ensaladas y sopas.

Se puede encontrar todo el año, aunque los mejores se encuentran en otoño e invierno.

Nombre científico: Apium graveolens L.

Nombres comunes: Perejil de agua, celerio, habit.

Partes de la planta utilizadas: Frutos.

Composición: Cumarina, alcaloides, aceite esencial.

Acción farmacológica: Depurativo, diurético.

Indicaciones: Gota, reuma.

Contraindicaciones: Los alcaloides del apio pueden provocar alergia en personas sensibles.

Modo de empleo: Usado como alimento o en forma de jugo de apio, antes de las principales comidas.

Árbol del té

El árbol del té se encuentra distribuido por zonas húmedas y pantanosas de Australia.

A pesar de su nombre, no tiene ninguna relación con la planta del té (Camellia sinensis).

De sus hojas se extrae el aceite esencial, muy valorado en fitoterapia.

Es uno de los aceites con mayor poder antiséptico, por lo que es considerado un antibiótico natural.

Nombre científico: Melaleuca alternifolia.

Nombres comunes: Melaleuca.

Partes de la planta utilizadas: Hojas.

Composición: Terpineol, cineol.

Acción farmacológica: Antifúngico, desparasitante.

Indicaciones: Onicomicosis, pediculosis, candidiasis.

Contraindicaciones: Reacción alérgica a los componentes.

Modo de empleo: Para tratar los hongos de las uñas de los pies, aplicar unas gotas de aceite puro de árbol del té en las mismas 2 veces al día, durante 2 meses como mínimo.

Para eliminar los piojos, agregar unas gotas de aceite al champú y lavar la cabeza a diario, hasta que desaparezcan. Otra opción sería añadir unas gotas de aceite diluidas en 2 cucharadas de aceite de oliva y dejar en forma de mascarilla, para a continuación lavar de forma habitual.

El tratamiento para las cándidas vaginales consiste en realizar irrigaciones con una mezcla de agua hervida (1 vaso), al que habremos añadido una cucharada de vinagre de manzana y 5 gotas de aceite de árbol del té. 1 vez al día.

Árnica

El árnica pertenece a la familia asteraceae.

Es originaria de Europa central y meridional aunque también difundida por Asia y América del norte en las montañas y suelos ácidos.

Es una planta vivaz de tallo erguido de 15-60 cm de altura, las hojas ovales forman una roseta basilar en el suelo.

Las flores de color amarillo son grandes y terminales.

Nombre científico: Arnica montana L.

Nombres comunes: Tabaco de montaña, talpica, estornudadera.

Partes de la planta utilizadas: Flores.

Composición: Alcaloides, flavonoides, lactonas, aceite esencial.

Acción farmacológica: Analgésico, antiinflamatorio.

Indicaciones: Contusiones, hematomas, dolor muscular.

Contraindicaciones: No aplicar el árnica sobre heridas abiertas.

Modo de empleo: Cremas y preparados de árnica.

Bardana

La bardana es originaria de Europa y Asia y difundida por América, prolifera en suelos baldíos, bordes de caminos, escombreras y cerca de zonas habitadas.

Es una planta herbácea bienal, robusta de más de un metro de altura.

Hojas grandes rugosas, ovales, alternas y de extremidad redondeada con grandes pecíolos.

Las flores se agrupan en corimbos y son de color rojo púrpura intenso y brácteas terminadas en ganchos.

El fruto es una bola con muchos garfios que se adhieren a los animales para su difusión.

Nombre científico: Arctium lappa L.

Nombres comunes: Lampazo, cardinches, pegadillo.

Partes de la planta utilizadas: Raíces.

Composición: Tanino, fitosterol, inulina, fenol.

Acción farmacológica: Depurativo, antiséptico, diurético.

Indicaciones: Acné, eccema, psoriasis.

Contraindicaciones: No se conocen.

Modo de empleo: Cápsulas de extracto de bardana, a la venta en tiendas naturistas.

Boldo

El boldo es un árbol de la familia de las monimiáceas, nativo del centro de Chile. Sus hojas, que tienen un fuerte aroma vegetal, se utilizan con propósitos culinarios y medicinales, sobre todo en América latina.

Puede superar los 15 metros de altura. De muy lento crecimiento, tardando varias decenas de años en alcanzar un tamaño adulto, generalmente se le encuentra como un arbusto o árbol pequeño, en parte porque la mayoría de los individuos hoy existentes son producto de rebrote desde tocón.

Florece entre agosto y septiembre en su hábitat nativo. Las inflorescencias se presentan en pequeños racimos de unas 12 flores pequeñas de color blanquecino.

Nombre científico: Peumus boldus Molina.

Nombres comunes: Árbol de Chile, boldú, boldea.

Partes de la planta utilizadas: Hojas.

Composición: Tanino, flavonoides, alcaloides, aceite esencial.

Acción farmacológica: Espasmolítico, digestivo, antihelmíntico.

Indicaciones: Espasmos intestinales, dispepsia, parásitos intestinales.

Contraindicaciones: No consumir boldo en caso de obstrucción biliar o daños hepáticos graves.

Modo de empleo: Calentar 1/4 de litro de agua hasta que hierva. Añadir 1 cucharadita de boldo y dejar en infusión 10 minutos. Tomar 3 tazas al día antes de las comidas.

Boswelia

La boswelia es una planta oriunda de la India, donde es utilizada en la medicina tradicional como antiinflamatorio.

Según algunos estudios, su poder antiinflamatorio en uso externo, es superior al ketoprofeno y otros compuestos similares.

Con la gomo-oleorresina extraída del tronco, se producen numerosos preparados, tanto para uso interno como externo.

Nombre científico: Boswellia serrata.

Nombres comunes: Frankincense, boswellia.

Partes de la planta utilizadas: Resina.

Composición: Ácido boswélico, aceite esencial.

Acción farmacológica: Analgésico, antiinflamatorio.

Indicaciones: Bronquitis, artritis, reuma.

Contraindicaciones: Evitar el uso interno de boswelia durante el embarazo y el periodo de lactancia.

Modo de empleo: En uso interno: Seguir las instrucciones del preparado.
En uso externo: Aplicar la crema de boswelia en las rodillas u otras zonas con dolores artríticos.

Cajeput

El cajeput es un árbol del género melaleuca, emparentado con el árbol del té.

Comparte con esa planta el alto poder antiséptico de su aceite esencial y que ambos pueden encontrarse en Australia. También es común en el sudeste asiático.

Llega a crecer hasta los 25 metros de altura y son las hojas la parte utilizada en fitoterapia para extraer el aceite esencial.

No debe usarse nunca puro, ya que produciría alergia y erupciones cutáneas.

Es además fototóxico, lo que significa que no se debe exponer la piel a la luz del sol una vez aplicado.

Nombre científico: Melaleuca leucadendra L.

Nombres comunes: Cayeputí, cayeput.

Partes de la planta utilizadas: Hojas.

Composición: Aceites esenciales.

Acción farmacológica: Analgésico, antiséptico, rubefaciente.

Indicaciones: Artritis, dolor articular, dolor muscular.

Contraindicaciones: Alergia a sus componentes. No exponer al sol la zona tratada con esencia de cajeput.

Modo de empleo: Añadir 5 gotas de aceite esencial de cajeput a una cucharada de aceite de almendras dulces o de girasol de 1ª presión en frío. Masajear la zona adolorida hasta que absorba todo. Repetir la operación unas 2 o 3 veces al día.

Calabaza

La calabaza es una planta anual, herbácea, vivaz, de tallos flexibles y trepadores. Tiene hojas cordiformes, pentalobuladas, de gran tamaño y nervaduras bien marcadas. Presenta abundante pilosidad en hojas y tallo.

Las flores son amarillas, de pétalos carnosos, monoicas. El fruto es un tipo de baya llamada pepónide. Puede ser elongado o esférico, de color verde a naranja intenso. La pulpa es de color amarillo-anaranjado, densa, de textura firme y de sabor dulce.

La calabaza contiene en su interior numerosas semillas ovales, convexas, lisas, de 2 a 3 cm de largo, las cuales a su vez contienen una pulpa blanca y comestible, con las cuales se elaboran las tradicionales pepitas.

Nombre científico: Cucurbita pepo L.

Nombres comunes: Zapallo, calabacita.

Partes de la planta utilizadas: Semillas.

Composición: Lípidos, cucurbitina, esterol, minerales, proteínas, triterpenos, carotenoides.

Acción farmacológica: Antihelmíntico, antiinflamatorio.

Indicaciones: Problemas de próstata, parásitos intestinales.

Contraindicaciones: No se conocen.

Advertencias: Posible alergia a los componentes.

Modo de empleo: Un puñado de semillas de calabaza crudas al día, repartidas en las comidas.

Caléndula

La caléndula o maravilla es una hierba de la familia de las asteráceas.

Proviene del área mediterránea y con toda probabilidad no es más que el resultado del cruce de otras especies del género Caléndula.

Es anual, con flores amarillo-anaranjado que duran casi todo el año, cerrándose de noche y abriéndose al amanecer, de unos 30 centímetros de alto.

Sus hojas son alternas, oblongas y sensiles.

Nombre científico: Calendula officinalis L.

Nombres comunes: Maravilla, flamenquilla, botón de oro.

Partes de la planta utilizadas: Flores.

Composición: Esterol, triterpenos, saponina, flavonoides, aceite esencial.

Acción farmacológica: Antiséptico, cicatrizante, antiinflamatorio.

Indicaciones: Cicatrices, heridas, quemaduras.

Contraindicaciones: No utilizar caléndula durante el embarazo y el periodo de lactancia, ni en caso de padecer trastornos biliares.

Modo de empleo: Cremas y preparados de caléndula para uso externo, de venta en farmacias y dietéticas.

Canela

La canela es un árbol de hoja perenne, de unos 10-15 m, procedente de Sri Lanka.

Se aprovecha como especia su corteza interna, extraída pelando y frotando las ramas y se utiliza en rama o molida.

Actualmente se cultiva además de en Sri Lanka, en la India, sur de la China, Madagascar y Brasil.

Contiene una gran cantidad de aceites esenciales, que le da ese aroma tan característico, muy apreciado tanto en cocina y repostería como en su utilización en medicinas alternativas.

Nombre científico: Cinnamomum verum J. Presl.

Nombres comunes: Cinamomo, canelero de Ceilán, canelo.

Partes de la planta utilizadas: Corteza.

Composición: Aceite esencial.

Acción farmacológica: Antiséptico, digestivo, astringente, espasmolítico.

Indicaciones: Flatulencia, inapetencia, dispepsia, espasmos intestinales.

Contraindicaciones: No consumir canela durante el embarazo y el periodo de lactancia.

Modo de empleo: Calentar 1/4 de litro de agua con 1 ramita de canela y hervir 5 minutos. Tomar 3 tazas al día.

Cardo mariano

El cardo mariano es una planta herbácea anual o bienal, originaria de Europa y fácilmente distinguible por sus hojas, recorridas en su haz por franjas de color blanco lechoso.

Hojas ovaladas de hasta 30 cm, distribuidas en roseta, bordes con lóbulos irregulares y espinas, color verde brillante con nervios blancos. Altura entre 20 y 180 cm.

Las flores son de color rosa intenso que suelen aparecer el segundo año, pueden alcanzar hasta los 8 cm de diámetro, estambres interiores soldados en un solo haz, brácteas en forma de pincho curvo.

El efecto beneficioso de utilizar esta planta es un correcto funcionamiento del aparato digestivo y una mejora del estado de salud general.

Nombre científico: Silybum marianum L.

Nombres comunes: Cardoncha, alcauciles, mariana.

Partes de la planta utilizadas: Frutos.

Composición: Silimarina, aceites, flavonoides, esterol.

Acción farmacológica: Antioxidante, hepatoprotector.

Indicaciones: Trastornos hepáticos, cirrosis.

Contraindicaciones: No utilizar cardo mariano durante el embarazo y el periodo de lactancia.

Modo de empleo: Extractos y preparados de cardo mariano, a la venta en farmacias y tiendas naturistas.

Cáscara sagrada

La cáscara sagrada es una planta natural de las zonas templadas de Norteamérica desde medio oeste hasta California, crece en bosques de coníferas y se cultiva en África central. Es un árbol de 6-12 metros de altura.

Las hojas miden 4-8 cm. de longitud y están cubiertas de pelusa al nacer y se vuelven de color verde brillante. Son elípticas, enteras y poco dentadas.

Las flores son pequeñas de color blanco verdoso y se agrupan en umbelas, tiene cinco pétalos.

El fruto es una drupa negra del tamaño de un guisante grande que contiene dos o tres semillas brillantes.

Nombre científico: Rhamnus purshianus DC.

Nombres comunes: Corteza sagrada, campanillo.

Partes de la planta utilizadas: Corteza.

Composición: Antraquinona, aloína.

Acción farmacológica: Laxante.

Indicaciones: Estreñimiento.

Contraindicaciones: No utilizar cáscara sagrada durante el embarazo y el periodo de lactancia, ni en caso de padecer inflamaciones intestinales, apendicitis, obstrucción intestinal.

Modo de empleo: Calentar 1/4 de litro de agua hasta que hierva. Añadir 2 cucharaditas de cáscara sagrada y dejar en reposo 10 minutos. Tomar 1 taza antes de acostarse.

Chía

En la América precolombina, la chía era una de las plantas más importantes en la agricultura, junto al maíz y el frijol. De ella se consumen las semillas, enteras o molidas, proporcionando un alimento de gran valor nutritivo. Tiene el nivel de Omega 3 más alto que se conoce, por lo que es una alternativa saludable a los aceites de pescado. Ingerir diariamente una porción de estas semillas, asegura una piel elástica, retrasa el envejecimiento y los achaques de la vejez. No menos importante es su ligero efecto laxante, ideal para casos de estreñimiento crónico.

Nombre científico: Salvia hispanica.

Nombres comunes: Salvia hispánica, tlacote, chian.

Partes de la planta utilizadas: Semillas.

Composición: Mucílago, proteínas, aceite, Omega 3, vitaminas, minerales.

Acción farmacológica: Laxante, antiinflamatorio, antienvejecimiento.

Indicaciones: Estreñimiento, artritis, inflamación intestinal, estrías, arrugas, diabetes, hiperglucemia.

Contraindicaciones: No se conocen.

Modo de empleo: Para el estreñimiento, poner 2 cucharadas soperas de semillas de chía en un gran vaso de agua toda la noche. Tomar la mañana siguiente en ayunas y beber mínimo 2 litros de agua durante el día. Para las demás indicaciones, se prepara igual pero se añade una pieza de fruta o su jugo y se pasa todo por la licuadora.

Cilantro

El cilantro es una hierba anual de la familia de las apiáceas, de tallos rectos, hojas compuestas, flores blancas y frutos aromáticos, de uso común en la cocina mediterránea, hindú, latinoamericana, china y del sudeste asiático.

Todas las partes de la planta son comestibles, pero generalmente se usan las hojas frescas y las semillas secas. Los frutos maduros secos se usan para condimentar y son indispensables en la cocina hindú, en preparaciones como el curry. En algunos países de Latinoamérica como México, Venezuela, Colombia y Chile, las hojas se usan frescas, enteras o picadas, en forma similar a como en otros países se usa el perejil.

Nombre científico: Coriandrum sativum L.

Nombres comunes: Culantro, coriandro, perejil chino.

Partes de la planta utilizadas: Frutos y hojas.

Composición: Aceite esencial, tanino.

Acción farmacológica: Digestivo, aperitivo, quelante, desintoxicante.

Indicaciones: Dispepsia, inapetencia, saturnismo, intoxicación, hidrargirismo.

Contraindicaciones: No se conocen.

Modo de empleo: Calentar 1/4 de litro hasta que hierva. Añadir 1 cucharadita de semillas de cilantro y dejar reposar 10 minutos. Tomar 3 tazas al día. Para la eliminación de metales pesados, basta añadir hojas frescas de cilantro a los platos a diario.

Ciprés

El ciprés, nombre común del género Cupressus, es un árbol de zonas cálidas o templadas, de crecimiento rápido, que puede alcanzar los 20 m de altura con un diámetro aproximado de unos 60 cm.

Crece naturalmente en cualquier parte del mundo, con las temperaturas y suelos adecuados, pero es cultivado comercialmente en África oriental, Sudáfrica y Nueva Zelanda.

Muchas de las especies de ciprés se cultivan como árbol ornamental en parques y jardines de Europa.

En Asia se sitúan junto a los templos.

Nombre científico: Cupressus sempervirens L.

Nombres comunes: Pino de cementerio, arizónica, pino vela.

Partes de la planta utilizadas: Frutos.

Composición: Aceite esencial, tanino.

Acción farmacológica: Venotónico, astringente.

Indicaciones: Varices, hemorroides.

Contraindicaciones: No utilizar durante el embarazo y el periodo de lactancia.

Modo de empleo: Aceite esencial, cremas y preparados, a la venta en tiendas naturistas.

Cola de caballo

La cola de caballo es un arbusto perenne con tallo rizomatoso, distribuido en el hemisferio norte.

Pueden ser con tallos estériles y fértiles.

Los estériles arrancan a crecer después que los fértiles han emergido y tienden a ser más largos y arbustivos.

Esos segmentos contienen un set de ramas erectas, hasta 20 segmentos y con largos de 5 a 50 cm.

Los fértiles tienden a ser la mitad de largo que los estériles y ser más suculentas.

Nombre científico: Equisetum arvense L.

Nombres comunes: Rabo de ratón, pinillo, estañera.

Partes de la planta utilizadas: Tallos.

Composición: Flavonoides, fenol, minerales.

Acción farmacológica: Cicatrizante, diurético, mineralizante.

Indicaciones: Edemas, infecciones urinarias, heridas, cicatrices.

Contraindicaciones: No se conocen.

Advertencias: Consultar con el médico para su uso interno.

Modo de empleo: Hervir durante 10 minutos 1/4 de litro con 2 cucharaditas de cola de caballo. Tomar 3 tazas al día. Beber 2 litros de agua al día como mínimo. También en cremas y preparados de venta en farmacias y dietéticas.

Consuelda

La consuelda pertenece a la familia Boraginaceae, utilizada en aplicaciones medicinales y fertilizantes.

Es una planta herbácea perenne con raíz semejante al nabo con amplias hojas melenudas y flores blancas o rosadas acampanadas.

Son nativas de Europa creciendo en lugares húmedos, se extiende por Gran Bretaña en zanjas de ríos y zonas cercanas.

Nombre científico: Symphytum officinale L.

Nombres comunes: Oreja de asno, lengua de buey, hierba de las cortaduras.

Partes de la planta utilizadas: Raíces y hojas.

Composición: Alcaloides, alantoína, tanino.

Acción farmacológica: Cicatrizante, antiinflamatorio.

Indicaciones: Dislocaciones, contusiones.

Contraindicaciones: No utilizar la consuelda durante el embarazo.

Advertencias: Solo para uso externo, sobre la piel sana.

Modo de empleo: Cremas y preparados que contienen extracto, de venta en tiendas naturistas.

Cúrcuma

La cúrcuma es una planta herbácea de la familia de las zingiberáceas adaptada a zonas áridas.

Se puede encontrar desde Polinesia y Micronesia hasta el sudeste asiático.

Necesita temperaturas de entre 20 y 30º C. y una considerable pluviosidad para prosperar.

Sangli, una ciudad en el sur de la India, es uno de los mayores productores de esta planta.

Se cultiva por sus rizomas, que se emplean como especia.

Nombre científico: Curcuma longa Vahl.

Nombres comunes: Palillo, yuquilla, jengibrillo.

Partes de la planta utilizadas: Raíces.

Composición: Curcumina, aceite esencial.

Acción farmacológica: Carminativo, digestivo, antioxidante, antiinflamatorio.

Indicaciones: Dispepsia, flatulencia.

Contraindicaciones: No consumir cúrcuma en caso de padecer trastornos biliares.

Modo de empleo: La cúrcuma en polvo como condimento y en preparados, de venta en tiendas naturistas.

Damiana

La damiana es una planta de la familia Turneraceae. Crece en terrenos áridos de California, Brasil, México y Bolivia. Es un arbusto que llega a alcanzar los 2 metros de altura. Las hojas tienen un tamaño de entre 1 y 2 centímetros y poseen vellosidades. Las flores, de color amarillo, están formadas por cinco pétalos. Buen sustituto de otros estimulantes como el café o el té, ya que la combinación de estos y la damiana puede producir irritabilidad y mal humor por el exceso de alcaloides de efecto estimulante.

Nombre científico: Turnera diffusa Wild.

Nombres comunes: Hierba del venado, hierba de la pastora, oreganillo.

Partes de la planta utilizadas: Hojas.

Composición: Alcaloides, tanino, proteínas.

Acción farmacológica: Afrodisíaco, estimulante, antidepresivo.

Indicaciones: Frigidez, impotencia, astenia, depresión.

Contraindicaciones: No consumir damiana durante el embarazo y el periodo de lactancia. No combinar con otros estimulantes como el café y el té. Consumida en exceso, produce un efecto laxante.

Modo de empleo: Calentar hasta ebullición 1/4 de litro de agua, añadir 2 cucharaditas de postre de damiana, apagar el fuego y dejar en reposo 10 minutos. Tomar 1-2 tazas al día y en todo caso nunca por la noche, ya que podría provocar insomnio.

Diente de león

El diente de león pertenece a la familia de las asteráceas.

Considerada por lo general una mala hierba, sus hojas se consumen en ensalada, además de por sus propiedades medicinales.

Esta planta vivaz, anual y perenne con raíz primaria y roseta basal, no suele alcanzar más de 40-50 cm.

Tiene hojas alternas, sin peciolo diferenciado, pinnatipartidas con lóbulos en forma triangular de márgenes dentados y agudos.

Pedúnculos de la inflorescencia huecos. Flores hermafroditas de un color amarillo dorado que la hacen fácilmente identificable. Corola en lígulas terminada en cinco pequeños dientes. El fruto es una cipsela o aquenio con vilano.

Nombre científico: Taraxacum officinale Weber.

Nombres comunes: Achicoria amarga, pelosilla, amargón.

Partes de la planta utilizadas: La planta al completo.

Composición: Triterpeno, fitosterol, inulina, minerales.

Acción farmacológica: Digestivo, diurético, prebiótico.

Indicaciones: Inapetencia, dispepsia.

Contraindicaciones: No consumir diente de león en caso de padecer trastornos biliares.

Modo de empleo: Calentar 1/4 de litro de agua hasta que hierva. Añadir 2 cucharaditas de diente de león y dejar en reposo 15 minutos. Tomar 3 tazas al día antes de las comidas.

Dulcamara

La dulcamara es una planta trepadora del género Solanum. Es nativa de Europa y Asia, extendiéndose por todo el mundo.

En Norteamérica está considerada un problema por ser una hierba invasora. Se desarrolla en todo tipo de terrenos.

La dulcamara es una planta herbácea perenne capaz de alcanzar los 4 metros de altura, aunque la mayoría no llega a los 2 metros.

Las hojas son de 4-12 cm de largo en punta de flecha y lobuladas.

Las flores están en racimos de 3 a 20 y están formadas por cinco pétalos púrpura y estambres amarillos. La fruta es una baya roja ovoide.

Nombre científico: Solanum dulcamara L.

Nombres comunes: Matagallinas, amara dulce, hierba pelada.

Partes de la planta utilizadas: La planta completa, excepto las raíces.

Composición: Tanino, saponina, alcaloides.

Acción farmacológica: Analgésico, depurativo, diurético.

Indicaciones: Afecciones de la piel, dermatitis.

Contraindicaciones: No usar durante el embarazo y el periodo de lactancia.

Modo de empleo: Calentar 1/4 de litro de agua hasta que hierva. Añadir 2 cucharaditas de dulcamara y dejar reposar 10 minutos. Tomar 3 tazas al día.

Eleuterococo

El eleuterococo es una planta de origen asiático, concretamente de la zona de Siberia, por lo que se conoce también como ginseng siberiano.

Y es que posee propiedades muy similares al ginseng: es un adaptógeno y estimulante general, cualidades que no abundan en las plantas. Esto lo hace muy recomendable para épocas de estrés y agotamiento físico y mental. La raíz es la parte que contiene las sustancias interesantes para la fitoterapia.

Los suplementos a base de eleuterococo suelen tener un coste elevado, aunque algo menor que el ginseng, por considerarse de calidad inferior. Es una buena opción si existe mucha diferencia de precio, ya que a largo plazo el efecto es prácticamente el mismo.

Nombre científico: Eleutherococcus senticosus.

Nombres comunes: Ginseng siberiano, matorral del diablo, eleutero.

Partes de la planta utilizadas: Raíz.

Composición: Eleuterósidos, ácido cafeico.

Acción farmacológica: Antioxidante, adaptógeno, antiviral, inmunoestimulante.

Indicaciones: Astenia, estrés.

Contraindicaciones: No se conocen.

Modo de empleo: Cápsulas de extracto de raíz de eleuterococo. Seguir instrucciones del preparado.

Epazote

El epazote es una planta originaria del continente americano. Este es el nombre común en México (del náhuatl *epazotl*), pero también es conocido con otros nombres en el resto de latinoamérica, como paico, yerba de Santa María o té de lo jesuitas.

Es ampliamente utilizado en la cocina mexicana como condimento, sobre todo en los platos de frijoles, ya que tiene fama de evitar la producción de gases. Ya era conocida por los aztecas, que la empleaban para todo tipo de molestias del aparato digestivo.

Del epazote se extrae el llamado "aceite de quenopodio", que puede llegar a contener de 40 a 60% de ascaridol, un potente antihelmíntico.

Nombre científico: Dysphania ambrosioides.

Nombres comunes: Paico, pasote, pazote, té de roca, huacatay.

Partes de la planta utilizadas: Hojas.

Composición: Aceite esencial, ascaridol, terpenos.

Acción farmacológica: Antihelmíntico, carminativo.

Indicaciones: Parasitosis, flatulencia.

Contraindicaciones: Posible alergia a los componentes del epazote.

Modo de empleo: Uso interno: Hervir una taza de agua y añadir 1 cucharadita de hojas de epazote. Dejar reposar 10 minutos. Tomar 3 tazas al día después de las comidas.

Esparraguera

La esparraguera pertenece a la familia Asparagaceae.

Es una planta herbácea perenne cuyo cultivo dura bastante tiempo en el suelo, del orden de 8 a 10 años, desde el punto de vista de vida económica rentable.

La planta del espárrago está formada por tallos aéreos ramificados y una parte subterránea constituida por raíces y yemas, que es lo que se denomina comúnmente "garra".

De los brotes jóvenes se obtienen las verduras conocidas como espárragos.

Nombre científico: Asparagus officinalis L.

Nombres comunes: Espárrago común, espárrago blanco.

Partes de la planta utilizadas: Raíces.

Composición: Saponina, asparagina, flavonoides.

Acción farmacológica: Diurético, laxante.

Indicaciones: Infecciones urinarias, hidropesía.

Contraindicaciones: No consumir espárragos en caso de padecer insuficiencia renal o cardíaca.

Modo de empleo: Espárragos añadidos en ensaladas, platos de verduras, etc.

Eucalipto

Los eucaliptos son árboles perennes, de porte recto. Pueden llegar a medir más 60 m de altura, se habla de ejemplares ya desaparecidos que han alcanzado los 150 metros. El tronco es de color ceniciento y su corteza se exfolia en láminas. Las hojas son enteras, coriáceas y perennes, variando según la edad. En las ramas jóvenes son ovales pareadas y sésiles, y en las viejas son arqueadas, alternas, más pecioladas y colgantes. Tiene grandes conjuntos florales sin pétalos en forma de urna que se abren por arriba cuando tiene gran cantidad de estambres. El fruto es una cápsula con 3-4 celdas que contiene las semillas.

Nombre científico: Eucalyptus globulus Labill.

Nombres comunes: Calipse, calisto, nogalito.

Partes de la planta utilizadas: Hojas.

Composición: Tanino, flavonoides, fenol, aceite esencial, triterpenos.

Acción farmacológica: Antiinflamatorio, expectorante, antiséptico.

Indicaciones: Reuma, catarros.

Contraindicaciones: No utilizar eucalipto en el embarazo y lactancia, ni en casos de trastornos hepáticos o intestinales.

Modo de empleo: Calentar 1/4 de litro de agua hasta que hierva. Añadir 2 cucharaditas de eucalipto, dejar reposar 10 minutos. Tomar 3 tazas al día después de las comidas. También en forma de cremas y linimentos para el reuma.

Eufrasia

La eufrasia es una planta natural de Europa central Asia y Norteamérica donde crece en praderas y pastizales. Común en prados de media montaña hasta 2000 m de altitud, prefiere ambientes húmedos y terrenos acidófilos. Florece en el hemisferio boreal entre mayo y septiembre. Es una pequeña planta anual con tallo caído y cuadrado que puede alcanzar 5-25 cm de altura.

Las hojas son ovales, numerosas, opuestas, acanaladas y dentadas. Las flores en racimos laxos, tienen la corola blanca con tinte malva o rojo con vetas púrpura y con una mancha amarilla en el labio inferior. El fruto es una vaina.

Nombre científico: Euphrasia rostkoviana.

Nombres comunes: Rompeanteojos, luminaria.

Partes de la planta utilizadas: Flores.

Composición: Eufrósido, tanino, flavonoides.

Acción farmacológica: Oftálmico, antiinflamatorio, astringente.

Indicaciones: Conjuntivitis, orzuelos.

Contraindicaciones: No se conocen.

Advertencias: Se recomienda el uso externo exclusivamente.

Modo de empleo: Calentar 1/4 de litro de agua hasta que hierva y verter sobre 1 cucharadita de eufrasia. Dejar en infusión y esperar a que esté totalmente fría. Realizar baños oculares o aplicándola en gotas, 3 veces al día, hasta solucionar el problema. Existen preparados de eufrasia, de venta en dietéticas y tiendas naturistas.

Gaulteria

La gaulteria es un arbusto originario de México, que se distribuye por humedales y pantanos de ese país y de Estados Unidos. Produce un llamativo fruto rojo de 1 centímetro de diámetro aproximadamente. Sus hojas son de un verde brillante y con el borde aserrado. La parte usada en fitoterapia son las hojas, ya sea para prepararla en infusión, u obteniendo su aceite esencial, que añadido a un aceite portador o crema, es recomendado para masajear zonas doloridas.

Nombre científico: Gaultheria procumbens L.

Nombres comunes: Axocopaque.

Partes de la planta utilizadas: Hojas.

Composición: Gaulterina, fenol, heterósidos.

Acción farmacológica: Antirreumático, analgésico, antiinflamatorio.

Indicaciones: Reuma, neuralgia, dolores musculares.

Contraindicaciones: No se conocen.

Advertencias: El aceite esencial de gaulteria es para uso exclusivamente externo.

Modo de empleo: Uso interno: Hervir una taza de agua y añadir una cucharadita de hojas de gaulteria. Dejar en reposo 10 minutos. Tomar de 2 a 3 tazas al día.

Uso externo: Cremas o aceites conteniendo aceite esencial para dolores musculares y articulares.

Girasol

El girasol es una de las plantas más productivas que se cultivan en la actualidad. Las semillas se utilizan como alimento, para extraer aceite (hasta 60%) y como forraje. También para la producción de combustible vegetal o biodiésel.

En fitoterapia tiene múltiples aplicaciones, tanto en uso interno como externo. Tiene un alto contenido en vitamina E y A.G.E.(ácidos grasos esenciales). Pero no sirve cualquier aceite; debe ser de 1ª presión en frío, y a ser posible ecológico.

Nombre científico: Helianthus annuus.

Nombres comunes: Mirasol, tlapololote, chimalate, calom, jáquima.

Partes de la planta utilizadas: Semillas.

Composición: Vitamina E, Omega 6, proteínas.

Acción farmacológica: Hipocolesteremiante, cicatrizante.

Indicaciones: Hipercolesteremia, estrías, cicatrices.

Contraindicaciones: No se conocen.

Modo de empleo: Uso interno: Comer semillas de girasol o el aceite en crudo, añadiéndolo a ensaladas o pan tostado.

Uso externo: Aceite de semillas de girasol de 1ª presión en frío, solo o como ingrediente principal de algunos preparados. Por ejemplo, el oleato de caléndula, para las heridas, cicatrices y estrías. Aplicar 2 o 3 veces al día el tiempo necesario.

Gordolobo

El gordolobo es una planta que se encuentra distribuida por todo el mundo, excepto en oceanía.

Prefiere terrenos secos y valles sin cultivar, laderas y bordes de caminos. Es una planta que llega alcanzar los 1.5 a 2 metros de altura. Sus hojas de gran tamaño poseen una vellosidad aterciopelada.

En la época de floración exhibe una vistosas flores amarillas, que son la parte usada en fitoterapia y de uso medicinal.

Tradicionalmente, el gordolobo se ha usado para problemas respiratorios. también forma parte de cigarrillos de plantas medicinales para el mismo fin.

Nombre científico: Verbascum thapsus.

Nombres comunes: Verbasco, yerba de paño, candelaria.

Partes de la planta utilizadas: Flores.

Composición: Saponina, fenol, polisacáridos.

Acción farmacológica: Antiviral, antitusivo, expectorante.

Indicaciones: Gripe, asma, faringitis, bronquitis.

Contraindicaciones: Ninguna conocida.

Advertencias: Puede tener un efecto laxante en personas sensibles.

Modo de empleo: Hervir una taza de agua y añadir una cucharadita de gordolobo. Dejar reposar de 5 a 10 minutos y colar. Tomar 2 a 3 tazas diarias antes de las comidas.

Hamamelis

El hamamelis es un arbusto natural de Norteamérica en especial de Nebraska, Virginia, Minnesota, Texas y Florida, donde crece en bosques húmedos o empantanados de zonas templadas.

Es un pequeño árbol que alcanza 2-7 metros de altura con corteza esponjosa color gris, parecida al avellano.

Las hojas son alternas con pecíolos cortos, que se caen antes de florecer. Las flores aparecen en invierno en grupos de 3-4 sujetas en el mismo involucro.

Tiene cáliz pequeño y cuatro pétalos amarillos. El fruto es una cápsula con forma de avellana que contiene las semillas.

Nombre científico: Hamamelis virginiana L.

Nombres comunes: Avellano de bruja, escoba de bruja.

Partes de la planta utilizadas: Hojas.

Composición: Tanino, aceite esencial.

Acción farmacológica: Astringente, venotónico.

Indicaciones: Varices, hemorroides.

Contraindicaciones: No consumir durante el embarazo y el periodo de lactancia.

Modo de empleo: Calentar 1/4 de litro de agua hasta que hierva y añadir 2 cucharaditas de hamamelis. Dejar en reposo 10 minutos. Tomar 2-3 tazas al día. También en forma de cremas y otros preparados para uso externo.

Helenio

El helenio es una planta compuesta perenne común en muchos lugares de Gran Bretaña, y presente por todo el sur y centro de Europa, así como en Asia, incluso en el Himalaya. Es una hierba rígida, cuyo tallo alcanza una altura de 1 a 1.5 metros. Sus hojas son largas y dentadas, pedunculadas las más bajas y rodeando el tallo las demás. Sus flores son amarillas, de unos 5 cm de ancho, y tienen muchos pétalos largos, cada uno de ellos con tres muescas en su punta. La raíz es gruesa, bifurcada y mucilaginosa, contando con un sabor amargo y un olor alcanforado.

Nombre científico: Inula helenium L.

Nombres comunes: Hierba del moro, énula, ojo de caballo.

Partes de la planta utilizadas: Raíces.

Composición: Inulina, lactonas, sitosterol.

Acción farmacológica: Antihelmíntico, digestivo, colerético.

Indicaciones: Problemas biliares, inapetencia, parásitos intestinales.

Contraindicaciones: No utilizar el helenio durante el embarazo ni en el periodo de lactancia.

Advertencias: El helenio puede provocar reacciones alérgicas en personas sensibles.

Modo de empleo: Calentar 1/4 de litro de agua hasta que hierva y verter sobre 1 cucharadita de helenio. Dejar en infusión 10 minutos. Tomar 3 tazas al día. También disponible en extractos, de venta en dietéticas y herboristerías.

Hierbaluisa

La hierbaluisa pertenece a la familia de las lamiáceas, de característico aroma que recuerda al del limón.

Tiene hojas verticiladas, lanceoladas de hasta 7 cm. Flores pequeñas blanquecinas o blanco-violáceo, agrupadas en espigas.

También tiene flores de olor rosa.

Crece de forma silvestre en Perú, Chile, Argentina, Paraguay, Uruguay y Río Grande do Sul, Brasil desde donde los conquistadores la introdujeron a Europa en el siglo XVII.

Se cultiva con mucha profusión en jardines, pero el desarrollo de la misma requiere un clima soleado y húmedo.

Nombre científico: Aloysia citriodora Palau.

Nombres comunes: Cidrón, verbena olorosa, reina Luisa.

Partes de la planta utilizadas: Hojas.

Composición: Flavonoides, aceite esencial.

Acción farmacológica: Espasmolítico, carminativo, digestivo, ansiolítico.

Indicaciones: Ansiedad, estrés, nerviosismo, flatulencia, dispepsia, espasmos intestinales.

Contraindicaciones: No se conocen.

Modo de empleo: Calentar 1/4 de litro de agua hasta que hierva y verter sobre 1 cucharadita de hierbaluisa. Dejar en infusión 10 minutos. Tomar 2-3 tazas al día.

Higuera

La higuera es un árbol originario de Asia, pero actualmente se puede encontrar en todos los continentes, ya que es muy apreciado por sus ricos frutos, los higos. En España son muy apreciadas las brevas, que son igual que los higos pero de tamaño algo mayor. Las producen algunas higueras que dan 2 cosechas al año: las brevas en primavera y los higos en otoño. Los higos se pueden consumir frescos, secos o en diversos postres. Se han consumido desde siempre para aportar fibra y aliviar el estreñimiento. Hay un remedio casero que consiste en cortar los higos verdes y aplicar el látex para eliminar verrugas.

Nombre científico: Ficus carica L.

Nombres comunes: Cabrahigo, brevera.

Partes de la planta utilizadas: Frutos y látex.

Composición: Mucílago, vitaminas, minerales, azúcares, ficina.

Acción farmacológica: Antiverrugoso, laxante, mineralizante.

Indicaciones: Desnutrición, verrugas, estreñimiento.

Contraindicaciones: No se conocen.

Modo de empleo: Uso interno: Para el estreñimiento, en un vaso de agua poner 3 a 4 higos secos y dejar en remojar en la noche. Al día siguiente en ayunas, comer los higos junto con el líquido.

Uso externo: Para eliminar las verrugas, arrancar un higo todavía verde, y aplicar el látex directamente en la misma, protegiendo la zona circundante para evitar irritaciones. Repetir el proceso hasta la desaparición de la verruga.

Hipérico

El hipérico, también conocido como hierba de San Juan, es un arbusto originario de Europa, que se ha naturalizado en América.

Los pétalos de la flor son de color amarillo dorado, con pequeñas motas negras en sus bordes.

El apelativo latino perforatum, proviene de las pequeñas perforaciones que pueden verse al trasluz en cada una de las hojas de esta planta. Son el doble de largos que los sépalos.

Nombre científico: Hypericum perforatum L.

Nombres comunes: Hierba de San Juan, corazoncillo, hipericón.

Partes de la planta utilizadas: Flores.

Composición: Resina, tanino, flavonoides, hipericina, fitosterol.

Acción farmacológica: Antidepresivo, ansiolítico, cicatrizante.

Indicaciones: Depresión, ansiedad, heridas, cicatrices.

Contraindicaciones: No consumir hipérico durante el embarazo y el periodo de lactancia.

Advertencias: Consultar al médico antes de tomar esta planta.

Modo de empleo: Uso interno: Cápsulas de extracto de hipérico, de venta en farmacias y dietéticas.

Uso externo: Oleato de hipérico para curar heridas y mejorar el aspecto de cicatrices.

Hisopo

El hisopo es una planta de origen europeo que alcanza unos 50 centímetros de altura. La parte utilizada en fitoterapia son las flores, que varían su color entre el rosa y el violeta, dependiendo de la composición del suelo. Tradicionalmente se aplicaba en uso externo para heridas y como antiséptico, pero existen otras plantas más efectivas para esos problemas. Su punto fuerte, por otro lado, es el tratamiento de problemas respiratorios, sobre todo cuando existe mucosidad abundante. Es también recomendada para calmar la tos y la fiebre infantil. Para esto último, se puede asociar a la tila o a otra planta con efecto sudorífico.

Nombre científico: Hyssopus officinalis L.

Nombres comunes: Guisopo, rabillo de gato.

Partes de la planta utilizadas: Flores.

Composición: Aceite esencial.

Acción farmacológica: Sudorífico, expectorante, mucolítico, antitusivo.

Indicaciones: Tos, fiebre, mucosidad.

Contraindicaciones: No usar el hisopo durante el embarazo, el periodo de lactancia o en personas que padezcan epilepsia.

Advertencias: Abstenerse de ingerir el aceite esencial puro. Solo se recomienda la infusión de las flores.

Modo de empleo: Hervir una taza de agua y añadir 1 cucharadita de hisopo. Dejar reposar 10 minutos, agregar una cucharadita de miel y beberla antes de dormir.

Lapacho

El lapacho es un árbol nativo de América, donde crece desde Argentina hasta México. Actualmente se distribuye en Bolivia y el noroeste argentino. Prefiere suelos arenosos y húmedos. Sus vistosas flores rosadas, aparecen cuando se encuentra sin follaje a finales del invierno. Su madera se aprovecha en construcción, y a la infusión de su corteza se le atribuyen propiedades medicinales. Es un árbol que puede alcanzar los 80 cm de diámetro y los 30 m de altura, de los cuales 10 corresponden al fuste.

Nombre científico: Tabebuia impetiginosa.

Nombres comunes: Pau d'arco, tayí, ipé.

Partes de la planta utilizadas: Corteza.

Composición: Lapachol, resina, saponina, lapachona, carnosol.

Acción farmacológica: Antiviral, astringente, antiinflamatorio, antifúngico.

Indicaciones: Diarrea, psoriasis, cándidas, gripe, edemas.

Contraindicaciones: No utilizar el lapacho durante el embarazo o bajo tratamiento con anticoagulantes.

Advertencias: Se recomienda consultar con el médico para el uso interno del lapacho, y en cualquier caso, este debe ser de corta duración.

Modo de empleo: Calentar 1/4 de litro de agua hasta que hierva y verter sobre 1 cucharadita de lapacho. Dejar en infusión 10 minutos. Tomar 2-3 tazas al día. Para uso externo, existen preparados de venta en tiendas naturistas.

Lavanda

La lavanda forma pequeñas matas con sumidades floridas cortas sin ramificaciones.

Presenta hojas opuestas, simples, enteras y pinnatífidas.

Posee inflorescencias de tipo verticilastro dispuestas en pisos separados a lo largo del eje florífero, axilados por brácteas florales, y una corona de brácteas que aparecen a lo alto de la inflorescencia, cuya función es atraer a los insectos polinizadores.

Las flores son de color azul-violáceo.

La planta florece en verano y la recolecta de las flores para uso medicinal se lleva a cabo en los meses de julio y agosto.

Nombre científico: Lavandula angustifolia Miller.

Nombres comunes: Alhucema, espliego, lavándula.

Partes de la planta utilizadas: Flores.

Composición: Aceite esencial, tanino.

Acción farmacológica: Sedante, relajante, antiséptico.

Indicaciones: Nerviosismo, insomnio, heridas.

Contraindicaciones: No consumir lavanda durante el embarazo y el periodo de lactancia.

Modo de empleo: Calentar 1/4 de litro de agua con 1 cucharadita de lavanda hasta que hierva. Tomar 1 taza en el desayuno y otra en la comida.

Limonero

El limonero es un pequeño árbol frutal perenne que puede alcanzar los 4 m de altura. Su fruto es el limón, una fruta comestible de sabor ácido y muy fragante que se usa en la alimentación. El limonero posee una madera con corteza lisa y madera dura y amarillenta muy apreciada para trabajos de ebanistería. Forma una copa abierta muy ramificada, sus hojas son elípticas, coriáceas de color verde mate lustroso (5 a 10 cm), terminadas en punta y con bordes ondulados o finamente dentados. Sus flores presentan gruesos pétalos blancos teñidos de rosa o violáceo en la parte externa, con numerosos estambres (20-40). Surgen aislados o formando pares a partir de yemas rojizas.

Nombre científico: Citrus limonum (L.) Burm. f.

Nombres comunes: Limón agrio, limoncillo.

Partes de la planta utilizadas: Frutos.

Composición: Vitamina C, ácido cítrico, flavonoides, limoneno, minerales.

Acción farmacológica: Hipolipemiante, venotónico, antiséptico.

Indicaciones: Fragilidad capilar, obesidad, hipercolesteremia, hiperlipidemia.

Contraindicaciones: No utilizar el limonero en caso de problemas estomacales, como úlcera o acidez.

Modo de empleo: La mejor manera de obtener todas las propiedades del limonero, es tomar jugo fresco de limón. Es mejor diluirlo o mezclarlo como parte de un licuado, ya que puro daña el esmalte dental y el esófago.

Llantén menor

El llantén menor es una planta herbácea perenne natural de toda
Europa, Norteamérica y Asia occidental, donde crece en terrenos
secos, taludes y bordes de caminos. Posee tallos florales que
alcanzan 30-50 cm de altura, tiene un rizoma corto central del que
brotan muchas raíces de color amarillo. Las hojas lanceoladas o
aovadas, largas, algo dentadas y radicales están dispuestas en una
roseta basal en la base del tallo, tienen de 3-7 nervaciones
longitudinales que se estrechan y continúan en el peciolo. La
inflorescencia terminal es una espiga densa con flores muy
pequeñas de color blanco o púrpura. La espiga es corta durante la
floración y luego se va alargando. El fruto es un pixidio con 4-16
semillas.

Nombre científico: Plantago lanceolata L.

Nombres comunes: Siete venas, calracho, plantaina.

Partes de la planta utilizadas: Hojas.

Composición: Flavonoides, mucílago, fenoles.

Acción farmacológica: Antibacteriano, emoliente,
antiinflamatorio.

Indicaciones: Problemas respiratorios, mucosidad, estreñimiento.

Contraindicaciones: No se conocen.

Modo de empleo: Calentar 1/4 de litro de agua hasta que hierva y
verter sobre 1 cucharadita de llantén menor. Dejar en infusión 10
minutos. Tomar 3 tazas al día. Para obtener todos los beneficios,
sería recomendable utilizar los extractos de la planta fresca.

Lúpulo

El lúpulo es una de las tres especies del genero humulus. Oriunda de Europa, Asia occidental y Norteamérica. Aunque frecuentemente se le considera trepadora, no posee zarcillos ni ningún otro apéndice para este propósito, sino robustos tallos provistos de rígidas vellosidades inclinadas hacia abajo de las que se sirve para trepar.

Es una herbácea perenne que puede alcanzar ocho metros de altura, con hojas palmato-lobuladas de 3 a 5 lóbulos dentados. Las flores femeninas y masculinas surgen en plantas separadas, las primeras, de color verde claro, se reúnen en amentos. Son usadas como saborizante y agente estabilizador en la cerveza, las masculinas, amarillo verdosas, forman panículas. El fruto se denomina aquenio.

Nombre científico: Humulus lupulus L.

Nombres comunes: Lupina, hombrecillo, cañamiza.

Partes de la planta utilizadas: Flores.

Composición: Aceite esencial, flavonoides, lupulona, humulona.

Acción farmacológica: Sedante, ansiolítico, relajante.

Indicaciones: Nerviosismo, ansiedad, insomnio.

Contraindicaciones: No consumir lúpulo durante el embarazo y el periodo de lactancia, y en caso de padecer dispepsia.

Modo de empleo: Calentar 1/4 de litro de agua hasta que hierva, añadir 2 cucharaditas de lúpulo y dejar en infusión 15 minutos. Tomar 2 tazas al día, la segunda un poco antes de ir a dormir.

Mahonia

La mahonia es un arbusto de origen Norteamericano, que puede llegar a crecer hasta los 2 metros de altura.

Era utilizada por los nativos americanos como remedio digestivo.

En algunas regiones se confecciona una especie de mermelada con sus frutos.

Actualmente se puede encontrar, además de en Norteamérica, en Europa, como planta de jardín.

En fitoterapia se usa solo externamente para problemas cutáneos, formando parte de cremas y ungüentos.

Nombre científico: Mahonia aquifolium.

Nombres comunes: Uva de Oregón, palo amarillo.

Partes de la planta utilizadas: Corteza, raíces.

Composición: Berberina, aporfina.

Acción farmacológica: Antiinflamatorio, cicatrizante.

Indicaciones: Acné, psoriasis.

Contraindicaciones: Reacciones alérgicas en personas sensibles a los componentes de la mahonia.

Modo de empleo: Tintura o pomada de mahonia de uso externo. Seguir instrucciones del preparado.

Malvavisco

El malvavisco es una planta de origen europeo y asiático, que llega a alcanzar casi los 2 metros de altura. Es una de las plantas medicinales más antiguas que se conocen en occidente.

Tiene en común con la malva su alto contenido en mucílagos. Aunque se pueden utilizar las hojas, son las raíces las que tienen más valor terapéutico. Con ellas se preparan jarabes y macerados útiles para la tos seca y problemas de garganta.

Nombre científico: Althaea officinalis L.

Nombres comunes: Hierba cañamera, altea, bismalva.

Partes de la planta utilizadas: Raíces.

Composición: Mucílagos, taninos, flavonoides.

Acción farmacológica: Antitusivo, antiinflamatorio.

Indicaciones: Tos, faringitis.

Contraindicaciones: No se conocen.

Advertencias: La toma de preparados de malvavisco debe realizarse fuera de las comidas, ya que puede interferir en la absorción de algunos nutrientes.

Modo de empleo: Macerar 2 cucharaditas de malvavisco en 1/4 de litro de agua fría durante la noche. Tomar 2-3 tazas al día endulzando con miel. Existen jarabes para la tos conteniendo malvavisco solo o con otras plantas, de venta en tiendas naturistas.

Manzanilla

La manzanilla es una planta herbácea anual de la familia de las asteráceas. Nativa de Europa y las regiones templadas de Asia, se ha naturalizado en algunas regiones de América y Australia. Es una planta de tallo cilíndrico, erguido, ramoso, de hasta 50 cm de altura. Presenta hojas alternas, bipinnatisectas, con los foliolos. En posición terminal presenta en verano una inflorescencia en forma de capítulo paniculado. Los floros radiales son unos 20, con la lígula blanca, mientras que los del disco son numerosos, hermafroditas. El receptáculo es hueco y carece de escamas, lo que permite distinguirla fácilmente de otras especies.

Nombre científico: Matricaria recutita L.

Nombres comunes: Camomila, magarza, bonina.

Partes de la planta utilizadas: Flores.

Composición: Flavonoides, cumarina, aceite esencial.

Acción farmacológica: Espasmolítico, digestivo, carminativo.

Indicaciones: Trastornos digestivos, flatulencia, náuseas, espasmos intestinales, conjuntivitis.

Contraindicaciones: No se conocen.

Advertencias: La manzanilla puede provocar alergia en personas sensibles.

Modo de empleo: Calentar 1/4 de litro de agua hasta que hierva, añadir 2 cucharaditas de manzanilla y dejar en infusión 5 minutos. Tomar 3 tazas al día.

Matricaria

Los diferentes tipos de matricaria crecen entre 10 y 60 cm de alto, en tierras pobres a lo largo de caminos y campos abandonados.

Tiene pequeñas flores y hojas verdes amarillentas con forma de pluma. Florece de julio a octubre.

Las flores están dispuestas en corimbos de hasta 30 piezas, con algunas florecillas blancas alargadas y otras amarillas en forma de disco con brácteas involucradas cubiertas de pelusa.

Se parecen a las de la manzanilla, con la que algunas veces se confunde.

Nombre científico: Tanacetum parthenium (L.) Schultz-Bip.

Nombres comunes: Piretro, magarza, hierba romana.

Partes de la planta utilizadas: Planta completa, excepto las raíces.

Composición: Aceite esencial, lactonas, flavonoides.

Acción farmacológica: Analgésico, antiinflamatorio.

Indicaciones: Migraña.

Contraindicaciones: La matricaria puede provocar alergia en personas sensibles.

Modo de empleo: Cápsulas de extracto de matricaria, de venta en farmacias y dietéticas.

Melisa

La melisa es una hierba perenne de la familia de las lamiáceas, nativa del sur de Europa y de la región mediterránea.

Apreciada por su fuerte aroma a limón, se la utiliza en infusión como tranquilizante natural, y su aceite esencial se aprovecha en perfumería.

Crece de forma silvestre en prados húmedos, claros de bosque, a la vera de los ríos o en setos y campos cultivados, sobre suelos ricos en materia orgánica.

Requiere suelos arenosos, bien drenados, y no necesita demasiado sol.

Salvo en climas cálidos, pierde el ramaje en invierno, volviendo a brotar a comienzos de primavera.

Nombre científico: Melissa officinalis L.

Nombres comunes: Toronjil, abejera, hoja de limón.

Partes de la planta utilizadas: Hojas.

Composición: Triterpenos, aceite esencial, flavonoides.

Acción farmacológica: Sedante, ansiolítico, antiviral, espasmolítico.

Indicaciones: Insomnio, ansiedad, herpes, espasmos intestinales.

Contraindicaciones: No se conocen.

Modo de empleo: Calentar 1/4 de litro de agua hasta que hierva y verter sobre 2 cucharaditas de melisa y dejar en infusión 10 minutos. Tomar 3 tazas al día.

Moringa

Moringa es un árbol originario de la India, aunque en la actualidad se cultiva en varios países por su alto valor nutritivo y aprovechamiento. De esta planta se utiliza todo. Sirve como alimento, forraje, para fabricar biocombustibles, leña, y obviamente como planta medicinal. En zonas del mundo donde carecen de alimentos básicos, las hojas de moringa son de gran ayuda, ya que proveen de vitaminas A y C, proteínas, calcio y otros minerales, indispensables para mantener un buen estado físico. En la medicina ayurvédica tiene multitud de aplicaciones, tanto por vía interna como externa. El consumo regular de las hojas es además preventivo de gripes y resfriados.

Nombre científico: Moringa oleifera.

Nombres comunes: Morango, reseda, árbol de las perlas, ángela.

Partes de la planta utilizadas: Hojas.

Composición: Proteínas, minerales, vitaminas, fitoestrógenos, pectina.

Acción farmacológica: Mineralizante, inmunoestimulante, reconstituyente.

Indicaciones: vitaminosis, desnutrición, inmunodeficiencias, resfriado.

Contraindicaciones: No se conocen.

Modo de empleo: Se pueden consumir las hojas crudas o cocidas, aunque es preferible no cocinarlas para obtener todo su valor nutritivo.

Nogal

El nogal es un árbol que alcanza fácilmente los 30 metros de altura y 2 metros de diámetro. Tiene su origen en Asia y Europa, y se cultiva en todo el mundo por su bello porte, a la vez que por sus múltiples usos. Este árbol es usado por su madera en carpintería y construcción, las hojas para tratamientos de belleza y sus frutos, (las nueces), como nutritivo alimento. El aceite extraído de las nueces tiene un gran valor en dietética por su alto contenido en grasas poliinsaturadas y su sabor exquisito, ideal para aderezar ensaladas.

Nombre científico: Juglans regia L.

Nombres comunes: Corcón, nuecero, noguera.

Partes de la planta utilizadas: Hojas.

Composición: Tanino, aceite esencial.

Acción farmacológica: Astringente, cicatrizante, hemostático, antidiarreico.

Indicaciones: Diarrea, hemorroides, prurito, caspa, gingivitis.

Contraindicaciones: Estreñimiento.

Advertencias: Los compuestos del nogal pueden provocar alergia en personas sensibles. Consultar con el médico para uso interno.

Modo de empleo: Hervir 2 cucharaditas de hojas de nogal en 1/4 litro de agua, durante 5 minutos.
En uso interno: 2-3 tazas al día, siempre fuera de las comidas.

En uso externo: Realizar enjuagues o lavados de la zona afectada diariamente.

Orégano

El orégano es una de las plantas más extendidas a nivel mundial.

Esto es debido a su uso en la cocina; principalmente pastas, platos con tomate, ensaladas y adobos.

Su utilización en la fitoterapia no es tan conocido.

Posee un alto valor como digestivo y es un gran antiséptico.

El aceite esencial es demasiado potente para ingerirlo, solo es recomendable por vía externa.

Nombre científico: Origanum vulgare L.

Nombres comunes: Mejorana silvestre, orenga, furiégano.

Partes de la planta utilizadas: Flores.

Composición: Aceite esencial, taninos, triterpenos, flavonoides.

Acción farmacológica: Antiséptico, antifúngico, digestivo.

Indicaciones: Dispepsia, heridas, picaduras.

Contraindicaciones: No se conocen.

Advertencias: No ingerir el aceite esencial de orégano, ya que puede resultar tóxico.

Modo de empleo: Uso interno: La mejor forma es añadiendo orégano a las comidas como condimento, para favorecer la digestión de los alimentos.

Uso externo: Aceite esencial de orégano puro para desinfectar y cicatrizar heridas, y para las picaduras de insectos.

Ortiga

La ortiga es una planta del género Urtica de la familia de las Urticaceae, todas ellas caracterizadas por tener pelos que liberan una substancia ácida que produce escozor e inflamación en la piel.

Es una de las "malas hierbas" más habituales, bien conocida por sus cualidades urticantes.

Antiguamente se conocía también como la hierba de los ciegos, pues hasta estos la reconocían con solo rozarla.

La ortiga es una planta arbustiva perenne, dioica, de aspecto tosco y que puede alcanzar hasta 1,5 m de altura.

Nombre científico: Urtica dioica L.

Nombres comunes: Ortiga verde, ortiga mayor, achum.

Partes de la planta utilizadas: Raíces y hojas.

Composición: Flavonoides, clorofila, carotina, minerales.

Acción farmacológica: Antiinflamatorio, diurético, antirreumático.

Indicaciones: Reuma, infecciones renales.

Contraindicaciones: No usar la ortiga en casos de insuficiencia renal o insuficiencia cardíaca.

Modo de empleo: Calentar 1/4 de litro de agua hasta que hierva y verter sobre 2 cucharaditas de ortiga y dejar en infusión 10 minutos. Tomar 3 tazas al día.

Ortosifón

El ortosifón es originario del Asia tropical, concretamente de Malasia e Indonesia.

Sus originales flores azul violáceo poseen unos estambres muy largos, por lo que también se le conoce como bigotes de gato.

El ortosifón es conocido desde antiguo por diferentes culturas y regiones por su efecto diurético, usándolo principalmente para enfermedades renales.

Nombre científico: Orthosiphon stamineus Bentham.

Nombres comunes: Té de Java, bigotes de gato.

Partes de la planta utilizadas: Tallo y hojas.

Composición: Fitosterol, flavonoides, minerales.

Acción farmacológica: Antibacteriano, diurético.

Indicaciones: Infecciones renales.

Contraindicaciones: No consumir ortosifón durante el embarazo, el periodo de lactancia y en casos de insuficiencia renal.

Modo de empleo: Calentar 1/4 de litro de agua hasta que hierva y verter sobre 2 cucharaditas de ortosifón y dejar en infusión 10 minutos. Tomar 3 tazas al día.

Papaya

La papaya es el fruto de un árbol originario de los países centroamericanos, el papayo. Aunque ese es solo uno de los diferentes nombres que recibe según la región donde se encuentra. Es la reina de las frutas en muchos países de América latina, similar a lo que supone el consumo de naranjas en España.

La sustancia más importante que contiene la papaya proviene del látex extraído de los frutos verdes: la papaína. Es una enzima que posee aplicaciones muy diversas. Es utilizada como ablandador de carne, para la limpieza de lentes de contacto y en la industria cervecera, por citar las más conocidas.

Nombre científico: Carica papaya L.

Nombres comunes: Fruta bomba, árbol de melón, ababaya.

Partes de la planta utilizadas: Frutos verdes (látex).

Composición: Papaína.

Acción farmacológica: Antihelmíntico, digestivo, antiulceroso.

Indicaciones: Dispepsia, insuficiencia gástrica, parásitos intestinales.

Contraindicaciones: No consumir preparados que contengan papaína durante el embarazo ni en el periodo de lactancia.

Advertencias: La papaya puede provocar alergia en personas sensibles.

Modo de empleo: Cápsulas y otras presentaciones de papaya, de venta en dietéticas y tiendas especializadas.

Pasiflora

La pasiflora es una planta de rápido crecimiento y de hojas perennes, con tallos trepadores. Es miembro del grupo de las flores de la pasión género Passiflora. Su principal característica es la peculiar forma de sus flores y de los estambres y pétalos de la misma. Es una liana trepadora, pubescente que alcanza los 6-9 metros de largo con raíz perenne. Tiene unos zarcillos que le sirven para trepar.

Las hojas están divididas en tres lóbulos finamente dentados y pecioladas. Las flores son aromáticas y grandes, de 5 cm de diámetro, se producen solitarias en un largo pedúnculo, son de color blanco, amarillento o carnoso con tonos púrpuras. Su fruto es también conocido como granadilla, una baya de color amarillo del tamaño de un huevo y se torna naranja cuando está madura.

Nombre científico: Passiflora incarnata L.

Nombres comunes: Pasionaria, flor de la pasión, granadilla.

Partes de la planta utilizadas: Planta completa, excepto las raíces.

Composición: Fitosterol, aceite esencial, flavonoides.

Acción farmacológica: Ansiolítico, sedante.

Indicaciones: Insomnio, ansiedad, nerviosismo.

Contraindicaciones: No se conocen.

Modo de empleo: Calentar 1/4 de litro de agua hasta que hierva y verter sobre 2 cucharaditas de pasiflora y dejar en infusión 10 minutos. Tomar 3 tazas al día.

Pensamiento

El pensamiento es una especie salvaje común de Europa, que crece como anual o de corta vida perenne.

Fue introducida en Norteamérica, donde se expandió mucho.

Es una pequeña planta de hábito trepador, alcanzando al menos 15 cm de altura, con flores de 15 mm de diámetro.

Crece en pastizales bajos, en suelos ácidos o neutrales. Acepta media sombra.

Florece borealmente de abril a septiembre. Las flores pueden ser púrpuras, azules, amarillas o blancas. Son hermafrodita y autofértil, polinizado por abejas.

Nombre científico: Viola tricolor L.

Nombres comunes: Trinitaria, flor de la trinidad.

Partes de la planta utilizadas: Flores.

Composición: Salicilatos, mucílago, flavonoides, tanino.

Acción farmacológica: Antiseborreico, depurativo, diurético.

Indicaciones: Problemas cutáneos, acné, seborrea.

Contraindicaciones: No se conocen.

Modo de empleo: Calentar 1/4 de litro de agua hasta que hierva y verter sobre 2 cucharaditas de pensamiento. Dejar en infusión 10 minutos. Tomar 3 tazas al día después de cada comida.

Pino

El pino es originario de los países del mediterráneo, y se puede encontrar tanto a nivel del mar como en montañas de cierta altura. Es uno de los árboles mas extendidos por todo el mundo, considerándose en ocasiones una especie invasora que desplaza a las autóctonas. Puede llegar a alcanzar los 30 metros de altura, aunque es más común verlo retorcido en zonas de fuertes vientos.

De la destilación de sus hojas y yemas, se extrae una aceite esencial utilizado para aliviar el reuma y catarros.

Nombre científico: Pinus pinaster.

Nombres comunes: Pino carrasco, pino rodeno.

Partes de la planta utilizadas: Hojas.

Composición: Ácido diterpénico, trementina, aceite esencial.

Acción farmacológica: Rubefaciente, expectorante, mucolítico.

Indicaciones: Neuralgia, catarros, reuma.

Contraindicaciones: No utilizar el aceite esencial durante el embarazo ni el periodo de lactancia.

Advertencias: El aceite esencial puede provocar reacciones alérgicas en personas sensibles. Exclusivamente para uso externo.

Modo de empleo: El aceite esencial se puede añadir a un aceite base para masajes antirreumáticos. Para el exceso de mucosidad en catarros, hervir un poco de agua y agregar unas gotas del aceite esencial. Inhalar los vapores hasta que afloje la mucosidad. No más de una vez al día.

Rábano negro

El rábano negro es una variedad de la especie Raphanus sativus L., emparentado con el rábano silvestre.

Su uso como alimento no es tan conocido.

El uso como planta medicinal es para lo que se cultiva casi exclusivamente.

Se aconseja en dietas depurativas y para limpieza del hígado.

Nombre científico: Raphanus sativus L. var. Niger.

Nombres comunes: Rábano de invierno, rábano oriental.

Partes de la planta utilizadas: Raíces.

Composición: Glucosinolatos.

Acción farmacológica: Expectorante, digestivo, hepatoprotector.

Indicaciones: Catarros, dispepsia.

Contraindicaciones: Hipotiroidismo y colelitiasis.

Modo de empleo: Ampollas del jugo fresco de rábano negro, de venta en tiendas naturistas.

Regaliz

El regaliz es uno de los condimentos más antiguos.

Es la raíz de una pequeña planta perenne que se cultiva en el sur de Europa y en el Oriente Próximo.

Tiene un sabor anisado y agridulce.

Se usa mucho en confitería, postres, tartas y en bebidas.

Procede de la Europa mediterránea y de Asia Menor y se encuentra cultivado en muchos lugares, habiéndose naturalizado muchos de ellos en sitios húmedos, lechos de ríos, barrancos, vaguadas, etc.

Nombre científico: Glycyrrhiza glabra L.

Nombres comunes: Palodul, ororuz, palo dulce.

Partes de la planta utilizadas: Raíces.

Composición: Esteroles, flavonoides, saponina.

Acción farmacológica: Antibacteriano, digestivo, expectorante.

Indicaciones: Úlcera, catarros, caries.

Contraindicaciones: No consumir regaliz si se padece algún trastorno hepático, hipertensión y durante el embarazo.

Modo de empleo: Calentar 1/4 de litro de agua con 2 cucharaditas de regaliz y cocer 10 minutos. Dejar reposar 15 minutos y endulzar con miel. Tomar de 2 a 3 tazas al día.

Reishi

El reishi es un hongo que crece en la zona más al norte de los bosques orientales. Se encuentra distribuido por todo el mundo, tanto en zonas tropicales como templadas, incluyendo Norteamérica, Sudamérica, África, Europa y Asia.

Crece como un parásito o saprófito, sobre una gran variedad de árboles. Es un hongo suave, coriáceo, y plano, con un sombrero conspicuo rojo barniz, arriñonado en forma de tapa y, según la edad del ejemplar, de color blanco o marrón en la zona de los poros.

Nombre científico: Ganoderma lucidum.

Nombres comunes: Ganoderma, hongo pipa, hongo michoacano.

Partes de la planta utilizadas: Carpóforos.

Composición: Triterpenos, polisacáridos, esteroides.

Acción farmacológica: Hepatoprotector, antiinflamatorio, inmunoestimulante, hipoglucemiante, antihistamínico.

Indicaciones: Alergia, artrosis, hepatitis, cirrosis, diabetes, inmunodeficiencias.

Contraindicaciones: No se conocen.

Advertencias: Consultar con el médico antes de utilizar reishi si se padece diabetes.

Modo de empleo: Preparados en diversos formatos, como cápsulas de extracto de reishi, de venta en dietéticas y tiendas especializadas. Seguir las indicaciones del producto para su uso.

Ricino

El ricino, también llamado higuerilla, es un arbusto que crece en bordes de caminos y terrenos baldíos. Hasta no hace mucho tiempo, su aceite era tan popular como el aceite de hígado de bacalao. No faltaba en las casas un frasco del aceite, que se daba a los niños con empacho o estreñimiento agudo. Con la llegada de los fármacos, dejó de utilizarse en favor de estos. Actualmente se encuentra en cosméticos, con el nombre inglés *castor oil*, mal traducido como aceite de castor, aunque no tenga relación con ese animal. Es el aceite extraído de semillas del ricino.

Nombre científico: Ricinus communis L.

Nombres comunes: Higuerilla, castor, higuera del diablo, palma de cristo.

Partes de la planta utilizadas: Semillas.

Composición: Ácido riciloneico, ricina, proteínas, minerales.

Acción farmacológica: Purgante, desintoxicante, hidratante, antifúngico, antiinflamatorio.

Indicaciones: Onicomicosis, empacho, intoxicación, piel seca, alopecia.

Contraindicaciones: No se conocen.

Modo de empleo: Uso interno: Adquirirlo únicamente en farmacias. Es útil para el empacho o intoxicaciones alimentarias, para una evacuación completa y rápida. Uso externo: En cosmética natural, como alargador de pestañas, fortalecedor de uñas, abrillantador del cabello y portador de aceites esenciales.

Romero

El hábitat natural del romero es la región mediterránea del sur de Europa, norte de África y también en Asia Menor.

El romero es un arbusto leñoso de hojas perennes muy ramificado, puede llegar a medir 2 metros de altura.

Lo encontramos de color verde todo el año, con tallos jóvenes borrosos (aunque la borra se pierde al crecer) y tallos leñosos de color rojizo y con la corteza resquebrajada.

Nombre científico: Rosmarinus officinalis.

Nombres comunes: Rosmarino, rosa de mar, bendito.

Partes de la planta utilizadas: Hojas.

Composición: Ácido rosmarínico, aceite esencial, taninos.

Acción farmacológica: Colerético, digestivo, venotónico, estimulante.

Indicaciones: Trastornos digestivos, insuficiencia hepatobiliar, problemas circulatorios, astenia.

Contraindicaciones: No consumir romero si se padece de obstrucción de los conductos biliares.

Modo de empleo: Calentar 1 cucharadita de romero en 1/4 de litro de agua hasta que hierva y dejar reposar 5 minutos. Tomar 2 tazas, 1 en el desayuno y otra en la comida.

Rooibos

El rooibos es un árbol originario de Sudáfrica, del que se utilizan sus hojas como sustituto del té, ya que no contienen cafeína.

Se le atribuyen propiedades antioxidantes, aunque algo menores que las del té, y que disminuyen con la fermentación.

Existe una variedad de rooibos verde, sin fermentar, más difícil de conseguir y de elevado coste.

Actualmente está muy extendido su uso a nivel mundial, y se puede encontrar asociado a otras plantas, como la canela, que le proporciona un sabor más agradable a la mezcla.

Nombre científico: Aspalathus linearis.

Nombres comunes: Té rojo sudafricano, arbusto rojo.

Partes de la planta utilizadas: Hojas.

Composición: Ácido ascórbico, quercetol, fenol, minerales.

Acción farmacológica: Antihistamínico, antioxidante, sedante.

Indicaciones: Alergia, asma, insomnio, envejecimiento.

Contraindicaciones: No se conocen.

Modo de empleo: Hervir 1/4 de litro de agua y añadir 2 cucharaditas de rooibos. Dejar en infusión 10 minutos. Tomar 2-3 tazas al día.

Rosa mosqueta

La rosa mosqueta es un arbusto silvestre de la familia de las rosáceas.

Es una planta nativa de Europa, donde se cultiva sobre todo en el Reino Unido por su bella flor de color rosa pálido.

También se encuentra en estado silvestre en las estribaciones de la región sur de la Cordillera de los Andes, tanto en Chile como Argentina, y en el piedemonte mendocino.

Sus frutos se utilizan para la confección de dulces y mermeladas, y el aceite extraído de sus semillas se aprovecha en cosmética.

Nombre científico: Rosa affinis rubiginosa L.

Nombres comunes: Eglantina rosa, rosa del campo.

Partes de la planta utilizadas: Semillas.

Composición: Ácido linoleico, ácido linolénico.

Acción farmacológica: Cicatrizante, astringente, emoliente.

Indicaciones: Cicatrices, heridas, eccema.

Contraindicaciones: No se conocen.

Modo de empleo: Aceites y cremas que contienen rosa mosqueta, de venta en dietéticas y naturistas. Seguir las indicaciones del preparado.

Sabal

El sabal pertenece a la familia de las palmeras (Arecaceae). Es una planta originaria de zonas arenosas de la costa atlántica del sur de Estados Unidos y de México. Se ha aclimatado también al sur de California. Es una planta que puede alcanzar los 3 m. de altura. Las hojas alcanzan los 1.5 m de largo, se disponen en forma de corona. Son de color verde brillante, en forma de abanico, acabando en una espina, tienen un reborde circular y están divididas en 15-30 lóbulos. La flor se dispone en espadaña. El fruto, comestible, desprende un olor similar al queso y tiene un sabor dulzón algo desagradable.

Nombre científico: Serenoa repens (Sabal serrulata).

Nombres comunes: Palmito, palmera de Carolina, serenoa.

Partes de la planta utilizadas: Frutos.

Composición: Grasas, fitosterol, azúcares.

Acción farmacológica: Espasmolítico, antiinflamatorio, antiandrogénico.

Indicaciones: Problemas de próstata, problemas hormonales, inflamación prostática.

Contraindicaciones: Náuseas.

Advertencias: Se recomienda consultar con el médico si se está siguiendo algún tratamiento hormonal. Tomar el sabal preferiblemente con el estómago lleno.

Modo de empleo: Cápsulas con extracto lipídico de sabal, de venta en dietéticas y tiendas naturistas.

Salicaria

La salicaria es una planta herbácea originaria de Asia.

Crece en zonas pantanosas, ríos y en general donde hay agua abundante.

Se considera una especie invasora, siendo muy difícil de erradicar una vez ha colonizado la zona. Puede llegar a diezmar la vida acuática por la falta de oxígeno que provoca.

Desde el punto de vista medicinal, se utiliza como un eficaz antidiarreico y en uso externo para problemas de la piel.

Nombre científico: Lythrum salicaria L.

Nombres comunes: Frailecillo, arroyuela.

Partes de la planta utilizadas: Flores.

Composición: Taninos.

Acción farmacológica: Antiséptico, cicatrizante.

Indicaciones: Diarrea, eccema.

Contraindicaciones: Problemas estomacales.

Advertencias: Utilizar la salicaria internamente siempre fuera de las comidas.

Modo de empleo: Uso interno: Hervir 1/4 de litro de agua y verter sobre 2 cucharaditas de salicaria. Dejar en infusión 10 minutos. Tomar 2-3 tazas al día.

Uso externo: Hervir 50 gramos de salicaria en 1 litro de agua. Una vez fría, aplicar en la zona mediante compresas o gasas.

Salvia

La salvia es una planta perenne aromática de hasta 70 cm de altura de la familia de las Labiadas. Tallos erectos y pubescentes.

Hojas pecioladas, oblongas y ovales, mas raramente lanceoladas, con la nervadura bien marcada.

Flores blanco-violáceas en racimos, con corola de hasta 3 cm, cuyo labio superior es casi recto; el cáliz es más pequeño que la corola con tonalidades purpúreas.

Se encuentra en la Europa Mediterránea, en sitios rocosos y herbazales secos, desde el nivel del mar hasta zonas montañosas.

Tiene preferencia por los terrenos poco productivos y poco fértiles. En España predomina la variedad lavandulifolia.

Nombre científico: Salvia officinalis L.

Nombres comunes: Salima, hierba del mudo, celima.

Partes de la planta utilizadas: Hojas.

Composición: Flavonoides, taninos, aceite esencial, ácido rosmarínico.

Acción farmacológica: Antitranspirante, astringente, antiséptico.

Indicaciones: Sudor en exceso, faringitis, estomatitis.

Contraindicaciones: Evitar el consumo de salvia durante el embarazo y el periodo de lactancia.

Modo de empleo: Calentar 2 cucharaditas de salvia en 1/4 de litro de agua hasta que hierva y dejar que enfríe un poco. Hacer gargarismos varias veces al día.

Sauce

La corteza de sauce ha sido mencionada en antiguos textos de Asiria, Sumeria y Egipto como un remedio contra los dolores y fiebre, y el médico griego **Hipócrates**, escribió acerca de sus propiedades medicinales hacia el siglo V a. C.

Los indígenas americanos centraron en ella la base de sus tratamientos médicos.

El extracto activo de la corteza llamado salicina, fue aislado en su forma cristalina en 1828 por Henry Leroux, -un farmacéutico francés- y Rafaelle Piria -un químico italiano- quien entonces tuvo éxito en separar el ácido en su estado puro.

Nombre científico: Salix sp.

Nombres comunes: Salguero, sauce blanco.

Partes de la planta utilizadas: Corteza.

Composición: Salicina, taninos, flavonoides.

Acción farmacológica: Analgésico, antiinflamatorio.

Indicaciones: Fiebre, reuma, cefalea, dolores.

Contraindicaciones: Hipersensibilidad a la la salicina.

Modo de empleo: Calentar 2 cucharaditas de sauce en 1/4 de litro de agua hasta que hierva y dejar en infusión 5 minutos. Tomar 3 tazas al día después de las comidas.

Saúco

El saúco se distribuye por Europa, noroeste de África, sudoeste de Asia. Es comúnmente conocido como saúco o caúco negro, canillero. Crece en una variedad de condiciones ambientales, tanto en suelo húmedo como en seco, primariamente en locaciones soleadas.

Es un arbusto de 4-6 m (raramente 10 m) de altura. Tronco con corteza suberosa y ramas con médula blanquecina muy desarrollada. Hojas en arreglos en pares opuestos, de 1-3 cm de largo, pinnadas con 5-7 (raramente 9) foliolos, cada uno de 5-12 cm de largo y 3-5 cm de ancho, con margen serrado.

Las flores en grandes corimbos de 10-25 cm de diámetro, a mediados de verano, flores individuales blancas, 5-6 mm, con 5 pétalos. Fruto negro-púrpura de 3-5 mm, en grupos caedizos a fines del otoño. Son importante alimento de muchas aves.

Nombre científico: Sambucus nigra L.

Nombres comunes: Canillero, yezgo, sabugo.

Partes de la planta utilizadas: Flores, frutos.

Composición: Aceite esencial, taninos, flavonoides.

Acción farmacológica: Febrífugo, diurético, sudorífico.

Indicaciones: Resfriado, fiebre, gripe.

Contraindicaciones: No se conocen.

Modo de empleo: Calentar 2 cucharaditas de flores de saúco en 1/4 de litro de agua hasta que hierva y dejar en infusión 5 minutos. Tomar de 2 a 3 tazas al día.

Siempreviva

La siempreviva o perpetua es una planta originaria de zonas áridas de la región mediterránea. Sus flores amarillas son muy similares a las de la manzanilla. Supera con facilidad los 50 centímetros de altura en su hábitat natural.

La planta se seca solo en apariencia, manteniéndose viva todo el año, de ahí su nombre. Es una gran aliada para tratar enfermedades del aparato respiratorio. Con sus flores se puede preparar un jarabe expectorante para expulsar la mucosidad.

Nombre científico: Helichrysum stoechas.

Nombres comunes: Perpetua, elicriso, yesquera.

Partes de la planta utilizadas: Flores.

Composición: Triterpenos, aceite esencial, flavonoides.

Acción farmacológica: Antibacteriano, antiinflamatorio, expectorante.

Indicaciones: Gripe, bronquitis, gastritis, faringitis.

Contraindicaciones: No usar si existe alguna dolencia de la vesícula biliar.

Advertencias: Evitar durante el embarazo y el periodo de lactancia.

Modo de empleo: Calentar medio litro de agua y añadir 1 cucharada sopera de siempreviva. Tomar 3 tazas al día, después de las comidas.

Tila

El árbol de la tila pertenece a la familia de las malváceas. Tiene un buen volumen, alcanzando entre 20 y 40 m de altura, con fustes rectos de hasta un metro de diámetro.

Es caducifolio, con hojas cordiformes, con el borde aserrado, de hasta 20 cm de ancho, de color verde oscuro en el haz y verde claro plateado en el envés, fuertemente aromáticas.

Las flores de este árbol, que desprenden un fuerte aroma, tienen forma de pequeños racimos amarillos con una bráctea alargada.

Estas son utilizadas en fitoterapia y es a lo que llamamos tila.

Nombre científico: Tilia platyphyllos Scop.

Nombres comunes: Tillón, tilo de Holanda.

Partes de la planta utilizadas: Flores.

Composición: Fenol, flavonoides, aceite esencial, tanino.

Acción farmacológica: Febrífugo, ansiolítico, sedante.

Indicaciones: Resfriado, fiebre, ansiedad, estrés, nerviosismo.

Contraindicaciones: No se conocen.

Modo de empleo: Calentar 1/4 de litro de agua hasta que hierva y verter sobre 2 cucharaditas de tila y dejar en infusión 10 minutos. Tomar 2-3 tazas al día.

Tomillo

El tomillo es una planta perenne, de tallo leñoso, de escasa altura, que vive en suelos pobres y pedregosos de regiones secas.

Sus hojas son diminutas y poseen esencias aromáticas.

Los antiguos egipcios utilizaban esta hierba en los embalsamamientos.

Los griegos la utilizaban en sus baños y la quemaban como incienso en sus templos.

Se cree que su extensión por toda Europa, se debe a los romanos y el uso que de el hacían para purificar sus viviendas.

Nombre científico: Thymus vulgaris L.

Nombres comunes: Tremoncillo, timo, senserina.

Partes de la planta utilizadas: Flores y hojas.

Composición: Flavonoides, aceite esencial, tanino.

Acción farmacológica: Mucolítico, antifúngico, expectorante, antiséptico.

Indicaciones: Bronquitis, tos.

Contraindicaciones: No usar tomillo durante el embarazo.

Modo de empleo: Calentar 1/4 de litro de agua hasta que hierva. Añadir 2 cucharaditas de tomillo y dejar 10 minutos en infusión. Tomar 3 tazas al día después de las comidas.

Tormentilla

La tormentilla es una planta herbácea originaria de Europa y Asia, y se puede encontrar en montañas, valles y suelos arenosos.

Llega a alcanzar poco más de 30 centímetros de altura. Tiene vistosas flores amarillas de 4 pétalos.

Antiguamente se utilizaban las raíces para teñir tejidos y pieles, pero cayó en desuso por la llegada de los tintes químicos.

El uso de las mismas sigue vigente en fitoterapia, especialmente para problemas bucales.

Nombre científico: Potentilla erecta L.

Nombres comunes: Sietenrama, consuelda roja, loranca.

Partes de la planta utilizadas: Raíces.

Composición: Tanino, fenol, triterpenos.

Acción farmacológica: Hemostático, cicatrizante, astringente, antidiarreico.

Indicaciones: Gingivitis, parodontosis, diarrea, gastroenteritis.

Contraindicaciones: Evitar el uso interno de tormentilla durante el embarazo y el periodo de lactancia.

Modo de empleo: Uso interno: Hervir 1/4 de litro de agua y verter sobre 2 cucharaditas de tormentilla. Dejar en infusión 10 minutos. Tomar 2-3 tazas al día.

Uso externo: Preparados y extractos de tormentilla, de venta en tiendas naturistas. Seguir instrucciones del mismo.

Trébol de agua

El trébol de agua se encuentra en zonas pantanosas de Europa y Norteamérica.

Su característica flor está compuesta de 5 pétalos de color blanco.

El nombre científico "trifoliata" hace referencia al número de sus hojas, que son tres.

Las hojas son utilizadas en fitoterapia por su composición, que favorece la digestión y mejora los casos de inapetencia.

Nombre científico: Menyanthes trifoliata L.

Nombres comunes: Trébol de río.

Partes de la planta utilizadas: Hojas.

Composición: Tanino, flavonoides, heterósidos, cumarina.

Acción farmacológica: Colerético, digestivo, hepatoprotector.

Indicaciones: Dispepsia, astenia, inapetencia.

Contraindicaciones: No se conocen.

Modo de empleo: Hervir una taza de agua y añadir una cucharadita de trébol de agua. Dejar en infusión 10 minutos. Tomar de 2 a 3 tazas al día.

Ulmaria

La ulmaria tiene hojas basales con 5 pares de foliolos, que miden unos 2 cm. Pétalos más pequeños, de 2-5 mm.

Pelosa, perenne, de tallos simples o ramosos de hasta 2 m. Raíces sin tubérculos.

La inflorescencia suele ser más larga que ancha. Flores blancas con estambres, mayores que los pétalos. Florece de Junio a Julio.

Habita en lugares muy húmedos, pantanos, prados higroturbosos en toda Europa.

Nombre científico: Filipendula ulmaria (L.) Maxim.

Nombres comunes: Reina de los prados, filipéndula, altarreina.

Partes de la planta utilizadas: Flores.

Composición: Salicilato de metilo, flavonoides, taninos, aceite esencial.

Acción farmacológica: Sudorífico, diurético, analgésico.

Indicaciones: Resfriado, fiebre.

Contraindicaciones: Hipersensibilidad al salicilato.

Modo de empleo: Calentar 1/4 de litro de agua hasta que hierva y verter sobre 2 cucharaditas de ulmaria y dejar en infusión 10 minutos. Tomar 2 tazas al día.

Valeriana

La valeriana es una planta perenne, perteneciente a la familia de las Valerianáceas.

Tiene un tallo simple que alcanza los 20-120 cm de altura.

Las hojas son pinnadas con foliolos dentados.

Las flores son pequeñas de color rosa pálido, producidas en un denso corimbo terminal en primavera y verano.

Nombre científico: Valeriana officinalis L.

Nombres comunes: Hierba de los gatos, alfeñique, turpu.

Partes de la planta utilizadas: Raíces.

Composición: Ácido valerénico, valepotriato, aceite esencial.

Acción farmacológica: Ansiolítico, sedante.

Indicaciones: Insomnio, ansiedad.

Contraindicaciones: No administrar valeriana a niños menores de 5 años.

Modo de empleo: Calentar 1/4 de litro de agua hasta que hierva y verter sobre 2 cucharaditas de Valeriana. Dejar en infusión 10 minutos. Tomar 1 taza un rato antes de ir a dormir.

El método más efectivo es tomarla valeriana en cápsulas o tabletas, de venta en dietéticas y naturistas.

Verbena

La verbena es una planta herbácea originaria del sur de Europa, aunque está distribuida por casi todo el mundo.

Crece en bordes de caminos y en terrenos húmedos. Puede llegar a medir 1 metro de altura en su hábitat natural.

Sus flores diminutas, varían de un color blanco al violeta claro.

Son esas flores precisamente las que tienen utilidad en fitoterapia.

Sus efectos son sobre todo antitusivo y antiinflamatorio, especialmente para aliviar problemas respiratorios.

Nombre científico: Verbena officinalis L.

Nombres comunes: Hierba sagrada, hierba santa.

Partes de la planta utilizadas: Flores.

Composición: Flavonoides, iridoides, aceite esencial.

Acción farmacológica: Antitusivo, antiinflamatorio, analgésico.

Indicaciones: Faringitis, tos, bronquitis.

Contraindicaciones: No utilizar si se padece de hipotiroidismo.

Advertencias: Evitar el uso durante el embarazo y el periodo de lactancia.

Modo de empleo: Hervir una taza de agua y añadir una cucharadita de la planta. Dejar en infusión 10 minutos. Tomar 3 tazas al día. También se pueden hacer gárgaras con el líquido, dejándolo enfriar a temperatura ambiente.

Vid

La vid es una planta de la familia de las vitáceas, con tronco retorcido, vástagos nudosos y flexibles, hojas alternas, pecioladas, grandes y partidas en cinco lóbulos puntiagudos, flores verdosas en racimos, y cuyo fruto es la uva.

Originaria de Asia, se cultiva en todas las regiones templadas.

La uva es una de las frutas con más alto contenido en antioxidantes naturales, especialmente las variedades de color oscuro.

Nombre científico: Vitis vinifera L.

Nombres comunes: Viña, parra, vidueño.

Partes de la planta utilizadas: Semillas, hojas.

Composición: Antocianina, polifenol.

Acción farmacológica: Astringente, venotónico, antioxidante.

Indicaciones: Hemorroides, varices, blefaritis.

Contraindicaciones: No se conocen.

Modo de empleo: Calentar 1/4 de litro de agua hasta que hierva y verter sobre 2 cucharaditas de vid y dejar en infusión 10 minutos. Tomar 3 tazas al día después de cada comida.

En uso externo, en forma de cremas que contienen compuestos de la vid.

Zaragatona

La zaragatona es una planta perteneciente a la familia Plantago, la mayoría de estas de reconocido efecto laxante y favorecedor del tránsito intestinal.

La parte utilizada es la semilla de la planta, que tiene una capacidad extraordinaria para absorber líquidos.

La celulosa, al no ser digerida por el aparato digestivo humano, hace aumentar en gran medida el tamaño de las heces, ayudando en casos de estreñimiento y a eliminar las toxinas acumuladas de una manera muy eficaz.

Nombre científico: Plantago afra L.

Nombres comunes: Hierba de las pulgas, llantén de perro, pomos.

Partes de la planta utilizadas: Semillas.

Composición: Mucílagos, proteínas, grasas.

Acción farmacológica: Laxante, antidiarreico, emoliente.

Indicaciones: Estreñimiento, hemorroides, fisura anal, diabetes, hiperglucemia.

Contraindicaciones: Obstrucción intestinal.

Modo de empleo: Poner una cucharadita de zaragatona en una taza grande de llena de agua. Dejar toda la noche en remojo. Por la mañana, remover un poco la mezcla y si la temperatura ambiente es muy fría (invierno), calentar 1 minuto en el microondas. Tomar de un solo trago, sin masticar las semillas.

Zarzaparrilla

La zarzaparrilla es un arbusto de la familia de las liliáceas, con tallos delgados, volubles, de uno a dos metros de largo y espinosas.

Las hojas son pecioladas, alternas, ásperas, con muchos nervios, acorazonadas, y persistentes.

Sus flores son de color amarillo-crema en racimos axilares, frutos en baya globosas como el guisante.

Las raíces son fibrosas y casi cilíndricas, utilizadas en fitoterapia en preparados sudoríficos y depurativos.

Es común en el continente americano y en España.

Nombre científico: Smilax aspera L.

Nombres comunes: Mermasangre, zarza morisca, uva de perro.

Partes de la planta utilizadas: Raíces.

Composición: Saponina, aceite esencial, fitosterol, minerales.

Acción farmacológica: Sudorífico, diurético, depurativo.

Indicaciones: Acné, psoriasis, eccema.

Contraindicaciones: No se conocen.

Modo de empleo: Hervir 1/4 de litro de agua con 2 cucharaditas de zarzaparrilla durante 10 minutos. Dejar reposar otros 10 minutos. Tomar 3 tazas al día después de las comidas.

1.- Cómo preparar un colirio natural

Existen diversas molestias en los ojos, sea por humo de tabaco, alergias o como síntoma de resfriados, gripes y otras enfermedades.

Es importante acudir al médico para un diagnóstico certero y su correspondiente tratamiento.

Para los casos en que te hayan recetado un colirio, es posible preparar uno a base de plantas medicinales como alternativa natural.

Vamos a utilizar para ello, tres plantas medicinales de merecida fama como antiinflamatorio ocular.

Ingredientes

1 gramo de aciano.

1 gramo de manzanilla.

1 gramo de eufrasia.

50 ml de agua hervida.

1 filtro de papel de los de café.

Preparación

- Lo primero es poner 50 ml de agua hervir.

- Se mezclan las 3 plantas a partes iguales.

- Una vez que el agua está hirviendo, se retira del fuego y se agrega una cucharadita rasa de la mezcla de plantas.

- Se tapa y se deja así hasta que esté a temperatura ambiente.

- Luego se cuela con el filtro de papel y se envasa en un frasquito con gotero.

- Se puede conservar 3 o 4 días en el refrigerador.

Modo de empleo

Utilizar como cualquier otro colirio, 1 o 2 gotas aplicadas en el lagrimal con la cabeza mirando hacia arriba.

Observaciones

No es imprescindible disponer de las tres plantas medicinales para preparar el colirio, lo que casi seguro significa en la práctica conseguir la manzanilla y una de las otras dos.

Es importante sacar del refrigerador un rato antes de aplicarlo, para que esté el líquido a temperatura ambiente, de lo contrario podría hacernos más mal que bien.

Igualmente, como cada persona es única, observar la reacción después de las primeras aplicaciones. Si se viera que el problema no mejora, suspender la aplicación.

2.- Jarabe para la tos de ajo, tomillo y miel

Para los que vivimos en el hemisferio norte, se acerca el invierno, y con él los resfriados, catarros y gripes.

Si tienes la mala suerte de contagiarte, aparecerán los molestos síntomas como son la tos y el exceso de mucosidad.

Este jarabe de ajo, tomillo y miel te aliviará las molestias mientras dure la enfermedad.

Ingredientes

3 cucharadas de miel de tomillo o eucalipto.

1 diente de ajo.

3 ramitas de tomillo fresco o 1 cucharadita ya seco.

1 cucharadita de aceite de oliva virgen extra.

Preparación

- En un mortero agrega el diente de ajo pelado, el tomillo y el aceite de oliva.

- Tritura bien los ingredientes hasta formar una pasta.

- Añade la miel y mézclala bien con el resto.

- Tápalo y deja reposar durante 3 horas.

- Filtra el jarabe con un colador en un tarro de cristal.

- Cierra el envase y consérvalo a temperatura ambiente.

Dosis

Puedes tomar de 2 a 3 cucharaditas repartidas durante el día, y es recomendable 1 cucharadita media hora antes de dormir.

También puedes prepararte una infusión de tomillo o eucalipto y añadir una cucharadita del jarabe para reforzar el efecto.

Observaciones

Este jarabe está especialmente indicado para la tos acompañada de abundante mucosidad. Para la tos seca las plantas malvavisco y tusílago te vendrán mejor.

Por la cantidad de azúcares naturales de la miel, está contraindicado en personas diabéticas. Tampoco es recomendable para niños menores de 5 años.

Este jarabe te puede durar unos 4 o 5 días. Pasado ese tiempo ya habrá perdido sus propiedades y es preferible descartarlo.

En cualquier caso, si se te acaba el jarabe antes de tiempo, prepara un poco más con la mitad de los ingredientes.

3.- Cómo eliminar los parásitos intestinales

De todos los parásitos intestinales, el más conocido es la tenia o solitaria.

Este gusano puede llegar a medir varios metros de longitud mientras se alimenta en su huésped.

Los gusanos del género ascaris y oxiuros, son de menor tamaño, pero su reproducción es muy elevada, por lo que enseguida se advierte su presencia al defecar.

Es un problema muy común en la infancia, ya que los niños en ocasiones se llevan las manos sucias a la boca y pueden ingerir los huevos de estos parásitos.

Prevención

Siguiendo estas sencillas normas de higiene, se lo ponemos más difícil a los parásitos.

Lava y desinfecta correctamente las verduras y frutas antes de comerlas.

Cocina completamente carnes y pescados, que no se vea sangre o líquido.

Mantén las uñas de las manos, en la medida de lo posible, cortas y aseadas.

Si realizas trabajos de jardinería, es especialmente importante cepillar debajo de las uñas y lavarlas con un jabón desinfectante al terminar.

Revisa tu despensa. Evita los envases o envoltorios abiertos, y coloca los cereales, harinas, granos, azúcares y legumbres en envases bien herméticos.

Si tienes contacto frecuente con mascotas u otros animales en la calle, lávate bien las manos después de tocarlos.

También es importante evitar el estreñimiento y tomar algún tipo de prebiótico (como el bífidus).

Plantas medicinales útiles

Estas son las plantas con mejor reputación a la hora de eliminar los parásitos intestinales.

Helenio. Epazote. Papaya. Calabaza. Ajo. Boldo.

Preparación

La papaya por sí sola ya es un gran desparasitante. Se puede comer una ración abundante en ayunas y acompañarla de cualquiera de estos 2 remedios:

Infusión

- Pon a hervir una taza grande de agua.
- Agrega 1 cucharadita de helenio, 1 de epazote, 1 de boldo y un diente de ajo picado.
- Deja reposar 10 minutos.
- Puedes endulzar con un poco de miel.
- Toma 2 a 3 tazas al día durante las comidas.

Paté vegetal

En un mortero pica 1 diente de ajo, 30 gramos de semillas de calabaza crudas y peladas, un poco de aceite de oliva y sal.

Continúa hasta formar una pasta homogénea.

Se puede comer en el desayuno sobre pan tostado.

Observaciones

Antes de empezar, infórmate de las plantas medicinales recomendadas para evitar contraindicaciones.

Estos remedios son bastante eficaces con los gusanos ascaris y oxiuros.

Para la solitaria puede ser necesario algún purgante drástico que actúe en el intestino delgado, como el aceite de ricino.

Si no consigues el efecto deseado, consulta con tu médico.

4.- Fitoterapia para tratar la onicomicosis

La onicomicosis es una infección superficial de las uñas que altera el color y grosor naturales.

Son varios géneros de hongos dermatofitos los que pueden provocar esta enfermedad, como trichophyton y microsporum.

Aunque lo más común es que afecte a las uñas de los pies, puede afectar también a las manos y otras áreas de la piel como la ingle.

Afortunadamente existen alternativas naturales para tratar la onicomicosis.

Prevención

Es necesario recordar los puntos importantes para evitar en primera instancia la infección por hongos o que se repita si ya la tuvimos en el pasado.

No uses calzado ni calcetines sintéticos, ya que los hongos se reproducen en zonas con exceso de humedad, calor y poco oxígeno.

Si la temperatura ambiente es agradable es preferible el calzado abierto, y si no es posible, como mínimo viste calcetines de algodón.

Al bañarte o lavarte los pies, sécalos perfectamente para que no quede nada de humedad.

También es recomendable utilizar polvos de talco o similares para asegurar que la zona esté libre de humedad.

Si tienes la piel muy seca, puedes masajear la zona con algún aceite vegetal como el de almendras, agregándole un 20 % de aceite de ricino.

Plantas recomendadas

Existen plantas medicinales de reconocidas propiedades antifúngicas, como son el **árbol del té** y el ya mencionado **ricino**. En este caso es el aceite de ambas plantas el que nos interesa para combatir los hongos.

Tratamiento

- Se hace una mezcla 50/50 de aceite de árbol del té y aceite de ricino en un frasco de color oscuro y con gotero.

- Corta las uñas adecuadamente (rectas).

- Lávate los pies con agua caliente con jabón y retira cualquier resto de suciedad, como el polvillo harinoso que suele aparecer debajo de las uñas y piel muerta.

•Enjuágalos con agua fría para cerrar los poros.

•Seca bien los pies sin dejar nada de humedad.

•Aplica de 1 a 2 gotas de la mezcla de aceites sobre las uñas.

•Masajea ligeramente cada uña y la piel circundante hasta su completa absorción.

•En principio el tratamiento no tiene una duración determinada. Ten en cuenta que algunos tratamientos farmacológicos suelen alargarse hasta 1 año o incluso más, por lo que cualquier tratamiento natural, como máximo podrá igualar esa eficacia en las mismas condiciones.

Observaciones

Si observas algún tipo de irritación o comezón al iniciar el tratamiento, es posible que tengas sensibilidad a alguno de los componentes, por lo que es mejor suspenderlo.

Si aparece alguna molestia al cabo de varios días de comenzar, puedes espaciar la aplicación, por ejemplo 1 día si y otro no. Experimenta con la frecuencia ideal, ya que cada piel es única.

5.- Fibra contra el estreñimiento

Sin duda uno de los problemas que más afectan a los países desarrollados es el estreñimiento, por falta de fibra vegetal en la dieta, o lo que es lo mismo, un bajo consumo de frutas, verduras y cereales integrales.

Existen laxantes químicos y de plantas medicinales; en este caso, los dos son igual de dañinos para el organismo. Solo deben usarse de forma ocasional, ya que de lo contrario "vician" a los intestinos, que pierden su motilidad natural.

Al dejar de tomarlos, se reproduce el estreñimiento de manera más aguda que inicialmente, además de la irritación intestinal, colitis, pérdida de minerales y otros trastornos que podría producir su uso.

Para evitar todo eso, os propongo este favorecedor del tránsito intestinal, que a diferencia de los laxantes, funciona por su poder de absorción de líquidos, y al llevar fruta entre sus ingredientes, añade valor nutritivo, vitaminas y minerales.

Ingredientes

100 gr. de higos secos.

100 gr. ciruelas secas (sin hueso).

100 gr. de semillas de lino.

20 gr. de semillas de zaragatona.

10 gr. de hojas de menta o de granos de anís (según preferencia).

Preparación

- Los higos secos suelen venir recubiertos de harina; limpiarlos con un cepillo o con agua fría hasta quitársela toda.

- Las ciruelas también conviene enjuagarlas para quitarle los conservadores que lleve. Secar con papel de cocina ambas frutas.

- Picar toda la fruta, junto a la menta o el Anís, lo más pequeña posible. Luego viértela en un cuenco u otro recipiente y añadir las semillas de Lino y Zaragatona.

- Amasar bien toda la mezcla con las manos hasta formar una pasta más o menos homogénea. Si se dispone de una picadora, se ahorra el trabajo de picado y amasado.

- En un bote de cristal, ir introduciendo esta pasta de forma que quede bien prensada y hasta arriba, a ras del borde. Ponerle su tapadera y guardar en el frigorífico.

Modo de empleo

Se puede tomar de diferentes maneras, la más común es poner 1 cucharadita de la pasta en un vaso o taza lleno de agua y dejar toda lo noche en remojo.

Al día siguiente, agitar bien la mezcla y beber, masticando la fruta y las semillas. Otra manera podría ser como endulzante, añadiendo una cucharadita a un vaso de yogur natural, con lo que el beneficio es doble para el buen funcionamiento del intestino.

Observaciones

No es conveniente usar esta pasta durante largos periodos seguidos, ya que podría irritar el intestino en personas sensibles.

Una buena pauta a seguir, podría ser utilizar la fibra 2 o 3 semanas seguidas y la siguiente descansar.

También es importante beber 2 o más litros de agua al día, según sea la época calurosa o de frío.

6.- Tisana contra el estrés

En la sociedad actual, y especialmente en las grandes ciudades, llevamos un ritmo de vida tan ajetreado que todos, en mayor o menor medida, hemos padecido o padecemos de estrés, como consecuencia de alguna de estas causas, entre otras:

Época de exámenes.

El tráfico en la ciudad.

Problemas laborales.

Desempleo.

Problemas personales y/o familiares.

Etc.

Lo que a su vez puede derivar en otras enfermedades o síntomas:

Caída del cabello (de origen nervioso).

Inapetencia.

Pérdida de la libido.

Impotencia.

Trastornos alimentarios.

Urticaria y otras enfermedades de la piel.

Y la lista es interminable.

Siempre hay que recordar que hay enfermedades muy graves, y ese trabajo debe corresponder a los profesionales de la salud en todos los casos.

Con esta tisana lo que se persigue es calmar los síntomas más comunes como son la ansiedad, el insomnio y el nerviosismo.

Preparación

Mezcla a partes iguales las siguientes plantas:

- **Tila.**
- **Pasiflora.**
- **Valeriana.**
- **Melisa.**
- **Hierbaluisa.**
- **Lúpulo.**

Nota: Si no dispones de alguna de ellas, no pasa nada, mezcla la misma cantidad de las que tengas.

- Una vez tengas las plantas, añade una cucharadita de postre de las mismas a 1/4 de litro de agua calentada hasta ebullición. Deja en infusión 10 minutos.
- Toma 2 o 3 tazas al día, una de ellas media hora antes de acostarte.

7.- Remedio natural para la gastritis

El problema

La mala alimentación, el abuso de refrescos o de medicamentos, así como algunas infecciones, son las causas principales de la gastritis.

Los medicamentos antiácidos contienen aluminio, y además consumidos durante largos periodos de tiempo, destruyen la flora intestinal.

La gastritis provoca unos ardores en el estómago, que en ocasiones se tornan insoportables para quien los padece y les cambia el humor.

Las siguientes plantas poseen alguna propiedad indicada para la gastritis.

1. Manzanilla

Donde hayan problemas estomacales, siempre nos será útil la manzanilla.

Es bien sabido que la manzanilla neutraliza los ácidos del estómago, posiblemente por su alto contenido en calcio.

Hierve una taza de agua y añade 1 cucharadita de manzanilla o sobre.
Deja reposar otros 10 minutos. Toma 3 tazas al día después de las comidas.

2. Siempreviva

La siempreviva tiene propiedades antibacteriana y antiinflamatoria.

Combate las infecciones que pueda tener el estómago.

Por otro lado, reduce la irritación e inflamación estomacales.

Calienta medio litro de agua y añade 1 cucharada sopera de siempreviva.
Deja en infusión 10 minutos. Toma 3 tazas al día, después de las comidas.

3. Regaliz

El regaliz es eficaz para tratar la úlcera de estómago y la gastritis.

Crea una película protectora en las paredes del estómago y neutraliza la acidez.

En las zonas donde esté disponible, se puede masticar un trozo de la raíz 2 o 3 veces al día.

O se puede tomar en infusión. Hierve una taza de agua con una cucharadita de regaliz durante 10 minutos.

Deja en reposo otros 10 minutos. Toma de 2 a 3 tazas al día, después de las comidas.

4. Llantén menor

El llantén menor quizá sea la planta más completa en lo que al tratamiento de la gastritis se refiere.

Tiene propiedades antiinflamatoria, antibacteriana y demulcente.

Es recomendable para tratar la infección, bajar la inflamación y por su contenido en mucílagos, para proteger las paredes del estómago.

Calienta 1/4 de litro de agua hasta que hierva y viértela sobre 1 cucharadita de llantén menor. Deja en infusión 10 minutos. Toma 3 tazas al día.

5. Jengibre

Para los casos en que existan náuseas y vómitos, el jengibre es la planta indicada.

Sin embargo, en algunas personas puede causar irritación estomacal, que es lo último que queremos provocar. Por otro lado, en combinación con otra planta con efecto protector gástrico, nos puede ser muy útil.

Pon a hervir durante 10 minutos 1/4 de litro de agua con una cucharadita de la mezcla de regaliz y jengibre.

Déjalo reposar y enfriar a temperatura ambiente. Toma 3 tazas al día, después de las comidas.

Como alternativa, puedes usar la planta galanga, que tiene parecidas propiedades del jengibre, sin las molestias gástricas.

Conclusión

Consulta con tu médico para tener un diagnóstico preciso y antes de cualquier tratamiento alternativo. Si ves que alguna planta te causa molestia, cámbiala por otra con las mismas propiedades.

8.- Reducir el acné con plantas medicinales

El problema

Con la llegada de la pubertad y los cambios hormonales, se ven estimuladas las glándulas sebáceas, aumentando la producción de grasa.

Esto unido a la suciedad y toxinas de la piel, hace que se taponen los poros, produciéndose una inflamación de los mismos.

La zona más afectada normalmente es la cara, aunque en algunos casos se extiende por el pecho, espalda y brazos.

La aparición del acné es la peor pesadilla de una buena parte de los adolescentes.

Antes de nada, necesitamos plantas que depuren el organismo de toxinas y reduzcan la grasa.

Igualmente, son necesarias otras que nos aporten nutrientes esenciales y minerales.

1. Zarzaparrilla

La zarzaparrilla se ha venido utilizando como depurativo de la sangre desde hace décadas.

Tiene un alto contenido en saponina, que le otorga esa capacidad de limpieza.

Hierve una taza de agua con 1 cucharadita de zarzaparrilla durante 10 minutos.

Deja reposar otros 10 minutos. Toma 3 tazas al día después de las comidas.

Después de 1 mes de tomarla, es recomendable descansar mínimo 2 semanas.

2. Bardana

La bardana es otra planta con buena fama como depurativo de la sangre, aunque no es tan conocida como la zarzaparrilla.

El extracto de las raíces es el compuesto más efectivo para este propósito.

En tiendas naturistas venden cápsulas con extracto de bardana. Sigue las indicaciones del preparado.

3. Pensamiento

El pensamiento tiene un potente efecto drenante y regulador de las glándulas sebáceas. De las tres plantas depurativas, quizá sea la más completa. Hierve una taza de agua y añade una cucharadita de flores de pensamiento. Deja reposar 10 minutos. Toma 1 taza después de cada comida.

4. Chía

Las semillas de chía están cargadas de nutrientes esenciales, vitaminas, minerales y Omega 3, imprescindible para regular la producción de grasa y el sistema hormonal.

En una taza grande de agua, añade 2 cucharadas de semillas de chía y déjalas en remojo toda la noche.

En la mañana, vierte el agua con la chía en una licuadora y agrega una manzana pelada en trozos y jugo de 2 naranjas. Si falta líquido, completa con un poco más de agua.

Licua todo y tómalo como desayuno. Se pueden sustituir esas frutas por otras para variar si te apetece.

5. Moringa

La moringa es una planta medicinal que está de moda.

Sus hojas tienen una buena cantidad de vitaminas y minerales, y es usado como alimento reconstituyente, especialmente en países de bajos recursos. Además de esas propiedades, mejora el sistema inmune, lo que viene bien para el acné.

Como es difícil conseguir hojas frescas, es preferible acudir a los preparados comerciales de polvo de las hojas, de venta en tiendas naturistas. Sigue las indicaciones del producto.

Conclusión

Es recomendable utilizar una de las plantas depurativas durante 1 mes, descansar 2 semanas, y luego cambiar a otra planta.

De esta manera se consigue máxima efectividad y no se habitúa el organismo. Obviamente, todo esto sin las correspondientes medidas dietéticas, no serviría de mucho.

Sería deseable eliminar totalmente los productos lácteos, reducir al mínimo los alimentos de origen animal, y aumentar el consumo de vegetales, especialmente de hoja verde.

9.- 5 plantas medicinales para cuidar el hígado

El problema

Residuos del metabolismo, sustancias químicas, medicamentos, alcohol. Todo eso pasa por el hígado para su retirada de la sangre o neutralización, y el proceso es continuo, las 24 horas del día.

Por ello no es extraño que el hígado se sature y no pueda realizar su labor correctamente.

Con la ayuda de la fitoterapia, se puede liberar al hígado de parte de su trabajo, y en algunos casos incluso reparar daños al mismo.

El hígado puede sufrir daños por exceso de trabajo, provocado por toxinas y metales pesados en el torrente sanguíneo.

Vamos a ver 5 plantas medicinales que le ayudarán en su trabajo de limpieza y desintoxicación del organismo.

1. Cardo mariano

El cardo mariano es bien conocido por su efecto hepatoprotector.

Uno de sus componentes, la silimarina, tiene incluso la capacidad de regenerar las células hepáticas.

Los preparados que contienen cardo mariano no son ninguna novedad, llevan varios años en el mercado.

Para obtener sus beneficios, es importante conseguir el producto de calidad y alto contenido en silimarina.

Sigue las indicaciones de uso del producto.

2. Alcachofera

En años pasados la alcachofera se ha utilizado excesivamente como reclamo en dietas adelgazantes, cuando en realidad ese no es su fuerte ni su principal beneficio.

La alcachofa protege al hígado y reduce los niveles de colesterol.

La mejor forma de tomarla es como verdura. Hierve las alcachofas hasta que estén tiernas y guarda el líquido de la cocción.

Los corazones son un bocado exquisito, pero es sobre todo el agua de hervirlas la que contiene los elementos beneficiosos.

Toma una taza grande del mismo y reserva el resto para la cena o para el día siguiente.

También existen alternativamente, preparaciones de extracto de alcachofa, que se pueden tomar siguiendo sus indicaciones.

3. Rábano negro

El rábano negro se suele recomendar para dispepsias y como expectorante en catarros.

Pero sus propiedades más destacadas son reducir la grasa del hígado y como ayuda en dietas de adelgazamiento y desintoxicación.

El producto con mejor reputación es el jugo fresco en ampollas bebibles.

Sigue las indicaciones del preparado y descansa 1 semana entre una caja y la siguiente.

4. Reishi

Los polisacáridos del reishi (ganoderma) tienen muchas propiedades, entre las que se encuentran proteger y regenerar las células hepáticas.

Se llega incluso a recomendar en casos de cirrosis y hepatitis

Actualmente es bien conocido, pues se añade a muchos alimentos y suplementos alimenticios, como por ejemplo al café.

Son preferibles las presentaciones del extracto puro o en combinación con plantas medicinales con las mismas propiedades. Sigue el modo de empleo del envase.

5. Trébol de agua

El trébol de agua en infusión posee un efecto colagogo, colerético y hepatoprotector.

Es decir, aumenta la producción de bilis, expulsa la bilis retenida y protege al hígado de agresiones.

Hierve una taza de agua y añade una cucharadita de trébol de agua. Deja en infusión 10 minutos. Puedes tomar de 2 a 3 tazas al día.

Conclusión

Antes de seguir un tratamiento alternativo, consulta con tu médico o terapeuta y mantente bajo supervisión.

Una dieta baja en grasas, con frutas y verduras frescas, beneficia enormemente al hígado y lo libera de parte de su carga.

10.- Cómo bajar el azúcar con plantas medicinales

El problema

La hiperglucemia y la diabetes son enfermedades que afectan a un creciente número de personas en la sociedad actual.

Esto es consecuencia de diversos factores, entre los que se encuentran: el alto consumo de azúcares y harinas refinadas, el sedentarismo y la ausencia de alimentos ricos en fibra, como verduras y cereales integrales.

Es imprescindible un cambio en el estilo de vida para tener una buena salud, y en lo que a los niveles de azúcar elevado se refiere, esto es especialmente cierto.

El nivel de azúcar en sangre elevado, es el mayor problema de salud en algunos países, llegando a un 10% de diabéticos.

Las plantas de la siguiente lista tienen propiedades hipoglucemiantes reconocidas:

1. Chía

Las semillas de chía son uno de los alimentos más completos que existen.

Tienen proteínas de calidad, minerales esenciales y vitaminas, además de uno de los más altos niveles de Omega 3.

Por todo ello sería suficiente para incluirlo en la dieta de cualquier persona, esté enferma o no.

Pero lo que nos interesa de la chía en este caso son sus mucílagos, que disminuyen y ralentizan la absorción de azúcares de las comidas donde se incluye.

Añade una cucharadita de semillas de chía en el desayuno, comida y cena. No importa si son alimentos calientes o fríos.

Tiene un sabor neutro, por lo que no afecta a los sabores.

2. Reishi

El reishi es un hongo parasitario que crece en los troncos de árboles en descomposición.

Es más conocido en algunas regiones como ganoderma. Se incluye en multitud de productos, solo o en combinación con otras plantas medicinales.

Lo más recomendable es adquirir un preparado de reishi de buena calidad y seguir sus indicaciones y modo de empleo.

3. Alholva

La alholva, como alimento, tiene una larga trayectoria de siglos de utilización. Tiene proteínas de alta calidad, vitaminas y minerales.

Su consumo regular hace bajar los niveles de azúcar en sangre.

Aunque no es tan fácil de conseguir, existen preparaciones compuestas hipoglucemiantes con alholva entre sus ingredientes.

Para preparar en infusión, hierve una taza de agua con una cucharadita de alholva durante 5 minutos.

Deja reposar por 10 minutos. Toma de 2 a 3 tazas diarias durante las comidas.

4. Ispágula

Las semillas de la ispágula, más conocida como *plantago ovata*, son capaces de absorber hasta 30 veces su peso en agua.

Pero no solo eso. Reduce drásticamente el paso de los azúcares de los alimentos a la sangre a nivel intestinal.

Los productos que contienen plantago ovata o ispágula, ya llevan muchos años en el mercado, por lo que te será fácil conseguirlos.

Se suelen recomendar para el estreñimiento, y el efecto hipoglucemiante en este caso sería un "efecto secundario" beneficioso.

Sigue las indicaciones del producto. Importante tomar 2 o más litros de agua al día.

5. Zaragatona

Las semillas de zaragatona son parecidas en sus propiedades a la ispágula y la chía, y al igual que estas, tiene la capacidad de reducir el paso de los azúcares a la sangre.

Poseen un alto contenido en mucílagos, favorecedores del tránsito intestinal.

A una taza de agua, añade una cucharadita de postre de semillas de zaragatona.

Deja toda la noche en remojo y 15 minutos antes del desayuno, tómate todo el líquido, con semillas incluidas, sin masticar.

Conclusión

Estas recomendaciones no pretenden sustituir el diagnóstico o tratamiento de un médico cualificado.

Antes de seguir cualquier tratamiento alternativo, consulta con tu médico o terapeuta para tenerlo informado en todo momento de los cambios en la alimentación o toma de medicamentos.

Bajo su supervisión y controlando los niveles de azúcar en sangre, es posible reducir la medicación y en algunos casos prescindir de ella.

11.- 6 plantas medicinales para el insomnio

El problema

El insomnio puede tener muchos y variados orígenes. Los más comunes son la tensión mental, preocupaciones, estrés.

Igualmente puede tener origen en la dieta, por ejemplo, un consumo excesivo de bebidas con cafeína, demasiada vitamina C o del grupo B cerca de la hora de dormir, que estimulan el organismo innecesariamente.

Las personas que padecen de insomnio, ven reducida su calidad de vida y sufren de otros malestares derivados de este.

Antes que tomar la pastillita de turno, vamos a repasar estas plantas, que sobradamente nos ayudarán a conciliar el sueño.

1. Valeriana

La valeriana encabeza esta lista y por una buena razón. Su fama está justificada, ya que es la más efectiva en lo que se refiere a favorecer el sueño.

La forma recomendada de tomarla es en cápsulas o comprimidos. Sigue las indicaciones del producto.

2. Lúpulo

El lúpulo es más conocido por ser uno de los ingredientes de la cerveza y por su utilización en productos de cosmética natural.

Calienta 1 taza de agua hasta que hierva y añade 1 cucharadita de lúpulo.

Deja en reposo 10 minutos. Una taza media hora antes de dormir.

Como alternativa, se puede tomar una cerveza durante la cena para ayudar a dormir, pero no a diario.

3. Pasiflora

La pasiflora se suele encontrar en preparados indicados para los trastornos de ansiedad y estrés.

Por su propiedad relajante, nos puede servir para tratar el insomnio originado por la tensión mental.

Hierve una taza de agua y agrega una cucharadita de pasiflora. Deja en reposo 10 minutos.

Se puede tomar durante la cena o un rato antes de dormir.

Los preparados antes comentados, también se pueden tomar para favorecer el sueño. Sigue las indicaciones del producto.

4. Melisa

La melisa es una planta medicinal muy apreciada por su agradable aroma a limón.

Si a esto le sumamos sus propiedades relajantes, hacen que tomarla en infusión sea un auténtico placer.

Para prepararla, calienta una taza de agua hasta que hierva y añade 1 o 2 cucharaditas de melisa.

Déjala en reposo 5 minutos y endulza con miel. Se puede tomar en la cena o media hora antes de acostarse.

5. Lavanda

La lavanda es una de las plantas más agradables a la vista y al olfato.

Son famosos los campos de lavanda de la Provenza francesa, con grandes extensiones cultivadas de esta planta, que se pierden en el horizonte.

En un pañuelo o trozo de tela, introduce 5 o 6 flores de lavanda y ata las esquinas, formando una bolsita. Esta bolsa métela debajo de la almohada antes de ir a dormir.

La esencia que desprenden las flores de lavanda es un somnífero muy efectivo. Por si acaso, sube el volumen de tu despertador.

6. Rooibos

El rooibos quizá no sea tan conocido para el insomnio, y es que su efecto es algo diferente.

Por su propiedad como antihistamínico, baja ligeramente la temperatura corporal, y al poco rato de tomarlo, se siente la necesidad de dormir.

Hierve una taza de agua y agrega una cucharadita o un sobre de rooibos. Deja reposar 10 minutos. Lo puedes tomar 15 minutos antes de acostarte.

Conclusión

Si el insomnio se alarga más de una semana, consulta con tu médico para que te asesore, ya que podría ser síntoma de otra enfermedad más grave.

Es recomendable que vayas cambiando la planta medicinal que tomas, ya que así se evita una posible habituación y que deje de ser efectiva.

12.- Cómo aliviar los síntomas de la gripe

El problema

La gripe es una enfermedad infecciosa causada por un virus, y suele aparecer con más frecuencia en invierno, aunque si el organismo está debilitado y se dan las condiciones, podemos contagiarnos en cualquier época del año.

Viene acompañada de unos molestos síntomas característicos. Los más comunes son tos, mucosidad, fiebre, dolor corporal y articular.

En algunas personas les provoca además diarreas, náuseas y vómitos, dependiendo de la virulencia de la gripe.

1. Tos

La tos que acompaña a la gripe suele ser explosiva, esa que al toser parece que va a explotar la cabeza, muy molesta.

Prepara una infusión con una o varias de las siguientes plantas: tomillo, verbena, hisopo y gordolobo.

Hierve una taza de agua y añade una cucharadita de la(s) plantas.

Deja reposar 10 minutos y endulza con miel. Toma 2 a 3 tazas al día.

También te puede ayudar el **jarabe para la tos de ajo tomillo y miel**.

2. Fiebre

La fiebre es un síntoma más silencioso, pero igualmente característico de la gripe.

Para bajar la fiebre, se recomiendan estas plantas: **sauce, saúco, tila** y **ulmaria**.

Prepara una infusión con una o más de estas plantas de la forma descrita para la tos. Toma 2 a 3 tazas al día.

3. Mucosidad

Otro de los síntomas de la gripe es la mucosidad, que muchas veces nos dificulta la respiración, sobre todo a la hora de dormir.

Hierve una olla de agua y agrega 2 cucharadas de la siguiente mezcla: **pino, tomillo** y **eucalipto**.

Tápalo y deja reposar 5 minutos. Luego tapa toda la cabeza con una toalla y realiza inhalaciones del vapor hasta que afloje la mucosidad.

Se puede repetir este proceso una vez diaria. También te puede servir el jarabe recomendado en el punto número 1.

4. Dolores musculares y articulares

Aunque no aparecen siempre, este tipo de dolores son de lo más molesto, porque se siente como si nos hubieran dado una paliza o atropellado un camión.

Masajear el cuerpo con alcohol de **romero** o algún aceite que contenga **ciprés**, alivia mucho este tipo de dolores.

5. Náuseas y vómitos

A ciertas personas, quizá más sensibles o contagiadas con una cepa especialmente virulenta, la gripe les provoca náuseas e incluso vómitos.

Prepara una infusión con una cucharadita de manzanilla y jengibre.

Endulza al gusto. Toma una taza cada vez que notes las náuseas.

6. Diarrea

Menos frecuente que los otros síntomas, suele afectar más a los niños.

Para cortar la diarrea, hierve 2 cucharaditas de hojas de nogal en 1/4 litro de agua, durante 5 minutos.

Toma 2 a 3 tazas al día. Se puede sustituir por infusión de salicaria o tormentilla.

Conclusión

Quizá te estés preguntando "¿tengo que tomar todo eso?". Obviamente sería demasiado, y podemos hacer más daño que beneficio.

Mi recomendación es que elijas de todos el remedio para el síntoma predominante, es decir, el que más molestia te cause.

13.- 5 plantas medicinales para el dolor de cabeza

El problema

Las causas de los dolores de cabeza pueden ser muy variadas. desde el estrés, el exceso de preocupaciones o como síntoma de algunas enfermedades.

La falta de sueño, vivir o trabajar en una zona ruidosa pueden ser también origen de este malestar.

Sea cual sea el motivo, a veces se hace imposible llevar una vida normal, lo que nos lleva a la toma continua de medicamentos en los casos más graves.

Lista de las 5 plantas medicinales para el dolor de cabeza

1. Matricaria

La matricaria es la planta de la migraña por excelencia. De hecho, no existe otra planta medicinal conocida que tenga un beneficio comprobado para ello.

Reduce la intensidad de los ataques de migraña y la frecuencia de los mismos.

Los preparados que contienen matricaria son los más recomendables.

2. Sauce

La corteza de sauce contiene una sustancia llamada salicina, que tiene propiedades analgésica, antipirética y antiinflamatoria, por lo que es utilizado para cualquier tipo de dolor, incluido el de cabeza.

Se usa en infusión, y se recomienda 2 a 3 tazas al día. También preparados comerciales que contengan el extracto.

3. Ulmaria

La ulmaria es muy parecida al sauce en sus efectos, solo que en esta ocasión el componente que le otorga esas propiedades es el salicilato de metilo, igualmente indicado para dolores en general.

Tomar de 2 a 3 tazas al día en infusión o su equivalente del extracto..

4. Gaulteria

Los componentes de la gaulteria se metabolizan a nivel intestinal como ácido salicílico, lo que sería un equivalente natural a la aspirina.

Comparte las mismas indicaciones que ese medicamento, y se recomienda para fiebre, dolores musculares y de cabeza.

La forma de administración es en infusión, 3 tazas al día. Dado que quizá sea un poco difícil de conseguir, es preferible buscar su extracto o producto comercial en tiendas naturistas.

5. Manzanilla

Y por último nos queda la clásica manzanilla, que es bien conocida para aliviar dolores en general, como dolor estomacal, muscular y de cabeza.

Se recomienda para los casos más leves y para uso infantil.

Tomar en infusión 2 o 3 tazas diarias, aunque se puede aumentar si fuera necesario.

Conclusión

Aunque una planta medicinal rara vez tiene la "potencia" de un medicamento, para los casos leves o menos graves funciona de maravilla.

Infórmate de cada planta medicinal para ver posibles contraindicaciones y advertencias.

14.- Aceite de masaje analgésico y antiinflamatorio

El problema

En ocasiones, al realizar un sobreesfuerzo, por malas posturas o enfriamientos, se producen dolores musculares en distintas partes del cuerpo.

También algunas enfermedades autoinmunes o degenerativas, cursan con síntomas desagradables, como dolores en las articulaciones o músculos.

Existen infinidad de productos comerciales, en forma de cremas, aceites y lociones, como el famoso *bálsamo del tigre*.

Pero este remedio es muy sencillo de preparar en casa y con ingredientes fáciles de conseguir.

Ingredientes para el aceite de masaje analgésico y antiinflamatorio:

- 2 cucharadas de aceite de pepita de uva o de aguacate de 1ª presión en frío.
- 2 gotas de aceite esencial de cajeput.
- 2 gotas de aceite esencial de boswelia.
- 2 gotas de aceite esencial de abeto.
- 2 gotas de aceite esencial de eucalipto.
- 2 gotas de aceite esencial de alcanfor.

Preparación

1. En una botellita o frasco de cristal, vierte el aceite base, sea el de uva o aguacate.

2. Añade las gotas de los aceites esenciales, con cuidado de no pasarse, hasta 15 gotas en total es aceptable.

3. Guarda en lugar fresco o en el refrigerador hasta su utilización.

Modo de empleo

1. Si tienes el aceite en el refrigerador, sácalo una media hora antes para que esté a temperatura ambiente.

2. Echa una gotas de la mezcla en la palma de la mano, y frota con la otra, como si las estuvieras lavando, de forma que se caliente el aceite.

3. Aplica por la zona dolorida y practica el masaje hasta su completa absorción.

Observaciones

Si por alguna razón no consigues todos los aceites esenciales, no te preocupes, añade unas gotas más de los otros. De 10 a 15 gotas en total es correcto. Infórmate de cada planta medicinal antes de hacer uso de ellas. No es conveniente usar este aceite más de una vez al día o periodos prolongados, ya que los aceites esenciales son muy fuertes y una cierta cantidad pasan a la sangre. Las cantidades de los ingredientes de esta receta son pequeñas, ya que hacer una gran cantidad solo haría que perdiera sus propiedades.

15.- Plantas medicinales para la depresión

El problema

Con la llegada del invierno y la disminución de las horas de sol, se produce un bajón en el estado de ánimo.

Es un proceso biológico natural y no supone un problema para gran parte de la población, solo que a algunas personas les afecta en mayor medida.

En otras ocasiones son motivos sentimentales o problemas laborales los que nos llevan a la depresión.

Remedio de plantas medicinales para la depresión

Ingredientes

- 1 cucharada de damiana.
- 1 cucharada de hipérico.
- 1 cucharada de romero.

Preparación

1. Mezclar bien las 3 plantas y guardarlas en un frasco de cristal.
2. Calentar una taza de agua hasta que hierva.
3. Agregar una cucharadita de la mezcla de plantas, tapar y dejar en reposo 10 minutos.

Modo de empleo

Una vez pasado el tiempo de reposo y con el líquido aun caliente, se puede endulzar con miel al gusto, mejor si es de romero.

Se puede tomar 1 taza en el desayuno y otra en la comida. En la noche no es recomendable, ya que al ser ligeramente estimulante, puede provocar insomnio.

Observaciones

De las tres plantas medicinales de este remedio, la más importante es el hipérico, por lo que en cualquier caso, si no se puede conseguir una de las otras dos, no supone un problema.

La mezcla de plantas se puede conservar en el frasco de cristal bien cerrado hasta 1 año. Pasado ese tiempo, va perdiendo propiedades.

Importante: Este remedio natural no pretende sustituir el diagnóstico o el tratamiento de un médico cualificado.

Simplemente es una ayuda para levantar el ánimo o casos de depresión ligera.

Para problemas graves, consulte con el especialista en primer lugar.

16.- Aftershave natural astringente y cicatrizante

El problema

En ocasiones durante el afeitado se producen microlesiones o pequeños cortes, sea porque la cuchilla no es de muy buena calidad o por que la piel es extremadamente fina.

Una buena lubricación previa de la piel evita estos problemas en la mayoría de los casos.

Independientemente de esto, hay pieles hipersensibles que al mínimo roce se irritan, y obviamente al pasar una herramienta de corte, fácilmente se dañan.

Ingredientes necesarios para el aftershave natural:

- 1 cucharadita de consuelda.
- 1 cucharadita de hamamelis.
- 1 cucharadita de caléndula.
- Unas gotas de aceite de rosa mosqueta.
- 1 cucharadita de gel de aloe vera.
- 50 ml de agua destilada.
- Un frasquito con pulverizador.

Preparación

1. Poner a hervir el agua con la consuelda durante 5 minutos.

2. Apagar el fuego y agregar el hamamelis y la caléndula, dejar en reposo tapado hasta que esté a temperatura ambiente.

3. Una vez enfriado el líquido, colar y llenar el frasco pulverizador.

4. Añadir la rosa mosqueta y el aloe y agitar bien la mezcla.

5. Guardar en el refrigerador para que esté fresco.

Modo de empleo

Una vez terminado el afeitado y con la cara ya limpia, pulverizar la zona deseada y dejar secar al aire.

Observaciones

Si no se pueden conseguir todas las plantas, no es un problema. El hamamelis se puede sustituir por agua de rosas lo más natural posible. Es preferible no preparar mucha cantidad (puedes probar con la mitad de los ingredientes de esta receta), porque pierde sus propiedades rápidamente. Se puede conservar en refrigeración entre 5 días y una semana. Si ves que la loción es algo pegajosa, prueba a reducir a la mitad el gel de aloe, ya que en algunas marcas es muy denso y en otras más líquido. Por la misma razón, si puedes conseguir el gel directamente de una planta, haz pruebas con una pequeña cantidad para conseguir la consistencia deseada.

17.- Cura depurativa primaveral

La primavera es, sin duda, la mejor época del año para realizar una **cura depurativa del organismo**, ya que en los seres vivos y en la naturaleza en general, es ahora cuando se renuevan y crecen nuevas células con más fuerza.

Pero para que esto se produzca de la manera más eficaz posible, necesita una pequeña ayuda de nuestra parte, dejando atrás los excesos de las fiestas, comilonas y malos hábitos en la medida de lo posible.

Aunque es importante **no consumir nada de alcohol** mientras dure la depuración.

Existen varias plantas, con mayor o menor poder depurativo, y con diferencias según la vía de actuación.

Las más importantes son:

- Zarzaparrilla (depuración a través de la piel).

- Tomillo (limpieza vía pulmonar).

- Lino (limpieza intestinal).

- Ortosifón (diurético y antiséptico renal).

Por mi experiencia personal, y con la que más se ven los resultados, es con la Zarzaparrilla. Además, es la más suave de las cuatro.

La forma de utilizarla es:

1. Hervir 1 litro de agua añadiendo 1 cucharada de Zarzaparrilla, mínimo durante 5 minutos.

2. Tomar del líquido resultante, 1 taza en ayunas, y otras 2 repartidas entre las comidas.

3. Beber mínimo 2 litros de agua al día para reforzar el efecto depurativo.

Observaciones

Es más importante la **continuidad** que la cantidad. Por lo tanto, seguir esta rutina durante 1 mes o mes y medio.

Es normal que durante ese tiempo aparezcan algunas erupciones, impurezas o algo de grasa en la piel.

No pasa nada y eso es señal de que está siendo efectivo.

Al final de la cura la piel suele tener un aspecto limpio y radiante.

Respecto al resto de plantas, será suficiente con seguir las indicaciones generales que están en la ficha de cada una.

Es preferible no usar más de una planta depurativa a la vez. No caigas en el error de que "más es mejor".

La Zarzaparrilla tiene también un ligero efecto laxante y diurético.

Para finalizar, sería muy recomendable practicar algún deporte durante esta cura, porque al tratarse de una limpieza por la piel, sudar multiplica y acelera el proceso.

18.- Plantas medicinales para empezar bien el día

A nivel mundial, las bebidas de origen vegetal más consumidas son el té y el café.

Algunas personas tienen verdadera adicción, hasta el punto de que sin su café del desayuno "no funcionan". Esto es mayormente debido a la cafeína (teína en el caso del té), pero también porque el ser humano es un animal de costumbres.

Pero existe un mundo de plantas medicinales más allá de estas dos. Puedes disfrutar con una infusión que te agrade y al mismo tiempo cuidarte.

A continuación te muestro varias plantas medicinales clasificadas según el efecto deseado.

Efecto prebiótico

Algunas plantas medicinales tienen la propiedad de favorecer o regenerar la flora intestinal. Muy recomendables después de un tratamiento con antibióticos.

De esas plantas, las más interesantes son las que contienen inulina en su composición. Las principales (de mayor a menor contenido) son:

- **Bardana**.
- **Diente de león**.
- **Achicoria**.

La parte utilizada de estas 3 plantas es la raíz, por lo que la forma de prepararlas es la misma.

Hierve una taza grande de agua y añade 2 cucharaditas de raíz. Deja reposar 10 minutos y endulza al gusto.

Alternativamente a esta preparación, la raíz de achicoria la puedes encontrar tostada y molida como sustituto del café.

Estimulantes

- **Romero**. Mejora la memoria y estimula el cuerpo en general sin alterar los nervios, ya que no contiene cafeína.

- **Menta**. Estimula el sistema digestivo, despeja las vías respiratorias y elimina el mal aliento.

- **Canela**. Activa la circulación y aumenta las secreciones gástricas.

Estas plantas son de sabor fuerte, así que será suficiente con hervir una taza de agua y añadir una cucharadita de la planta. Reposar 10 minutos y endulzar.

Digestivas

Si has pasado mala noche por una cena excesiva o tienes indigestión:

- **Manzanilla**.

- **Boldo**.

- **Orégano**.

Se preparan igual que las anteriores.

Laxantes

Aquí hay que hacer una diferenciación. Por un lado los laxantes fuertes:

- **Cáscara sagrada.** Su uso se limita al estreñimiento ocasional. No es aconsejable consumirla más de 1 vez por mes.

  Se prepara hirviendo 1 taza de agua grande y añadiendo 2 cucharaditas de la planta. Reposar 10 minutos y beberla lo más caliente posible.

Importante además beber 2 litros de agua al día mínimo.

- **Lino.**

- **Chía.**

Estas plantas en cambio son laxantes ligeros, o mejor dicho, favorecedoras del tránsito intestinal. A diferencia de la cáscara sagrada, sí pueden consumirse diariamente y alivian el estreñimiento crónico notablemente.

Aunque no se preparan en infusión como las demás plantas, las he incluido porque son muy beneficiosas y excelentes para empezar el día.

Poner la noche anterior 2 cucharadas de semillas de lino o de chía en una taza grande de agua.

Al día siguiente beber todo en ayunas, de 20 a 30 minutos antes del desayuno. No es necesario masticar si no te agrada el sabor.

Diuréticas

Las plantas con efecto diurético, al igual que las laxantes fuertes, son para uso ocasional.

Puede ocurrir que por una cena excesivamente salada, por comer cantidad de patatas fritas, frutos secos, etc, te levantes con los párpados inflamados o con más ojeras de lo normal, y a veces también con sensación de hinchazón por todo el cuerpo.

Estas plantas son diuréticos bien conocidos:

- **Cola de caballo**. Elimina líquidos retenidos sin desmineralizar el cuerpo. Pon una taza grande de agua a calentar y cuando comience a hervir agrega 2 cucharaditas de planta. Continúa el hervor durante 5 minutos, luego deja que se enfríe casi totalmente antes de beberlo.

- **Apio**. Un vaso grande de jugo de apio fresco hace maravillas.

- **Esparraguera**. Puedes comer 4 o 5 espárragos, mejor si son frescos. Lo único malo es que la orina desprende un olor insoportable. Pero es de los mejores diuréticos naturales.

Debes beber como mínimo 2 litros de agua, a ser posible baja en sodio. Si el problema persiste al final del día, acude a tu médico de urgencia.

Observaciones

Consulta con tu médico antes de seguir cualquier tratamiento alternativo. Infórmate de cada planta medicinal para ver posibles contraindicaciones.

19.- Cómo preparar oleato de caléndula

Hace tiempo recibí un correo preguntándome si podía explicar cómo preparar oleato de caléndula.

En este artículo vamos a ver los ingredientes necesarios y cómo se hace.

Por si no conoces las bondades de la caléndula, es una planta cuyas propiedades la hacen ideal para problemas de la piel, quemaduras, picaduras de insectos, cicatrices.

Además, al tratarse de un preparado suave, es especialmente recomendable para uso infantil.

Qué necesitamos

- Un tarro pequeño de cristal con cierre hermético.
- 100 gramos de flores (pétalos) de **caléndula** secos.
- 1/4 de litro de aceite de oliva virgen extra o de **aguacate** de 1ª presión en frío.
- Un tarro de cristal oscuro.

Preparación

1. Limpia y lava bien el tarro de cristal transparente.
2. Introduce los pétalos de caléndula presionando ligeramente hasta llenarlo.
3. Vierte el aceite despacio para que la planta lo absorba.

4. Pincha con un cuchillo hasta el fondo del tarro para que llegue bien el aceite.

5. Cuando esté lleno hasta el borde superior, tápalo bien, no importa si se derrama un poco de aceite, así te aseguras de que queda hermético.

6. Guarda el tarro en un lugar oscuro, como un armario, durante 15 días, agitándolo un par de veces al día durante ese tiempo.

7. Pasados los 15 días, cuela el líquido con un colador de tela o un paño de algodón.

8. El líquido resultante, pásalo al tarro de cristal oscuro.

9. Guárdalo en un lugar fresco, y a ser posible oscuro.

Aplicación

Moja la punta de una gasa o un bastoncillo de algodón con aceite de caléndula y da toques en la zona a tratar, hasta que se absorba bien.

Para zonas más extensas, echa unas gotas del aceite en la palma de la mano y masajea hasta su completa absorción. Esto se puede repetir 2 a 3 veces al día sin problemas, incluso en niños.

Observaciones

No hagas mucha cantidad, es preferible si quieres comenzar con la mitad de ingredientes para probar, ya que las primeras veces es posible que no te salga perfecto.

Puedes repetir el proceso de añadir más pétalos de caléndula al aceite ya terminado, y dejarlo otros 15 días para que se concentre más, aunque corres el riesgo de que se enrancie el aceite.

Es importante que las flores sean secas, ya que con las flores frescas se echa a perder la mezcla. Bien conservado puede durar 2 o 3 meses, si pasado ese tiempo huele rancio, es mejor tíralo y hacer otro.

20.- Solución natural a los problemas de garganta

La garganta es una zona del cuerpo muy sensible, y que se puede ver afectada por las temperaturas extremas, sobre todo de los alimentos y bebidas, sobreesfuerzos e infecciones.

Durante la infancia es raro el niño que no ha padecido algún tipo de malestar o dolencia de la garganta.

En la edad adulta, las causas tienen más que ver con los malos hábitos, como el fumar o una enfermedad mal curada.

En general, los síntomas van desde una ligera afonía, dolor al tragar y dependiendo de la gravedad, también puede producirse fiebre.

Vamos a ver 3 enfermedades comunes de la garganta y qué plantas nos ayudan.

1. Amigdalitis

La amigdalitis es la infección de unos ganglios linfáticos llamados amígdalas, que se encuentran en la parte superior de la garganta.

Para tratar la inflamación y la infección, la planta por excelencia es la ajedrea.

Aunque los componentes activos se encuentran en el aceite esencial, es preferible usar la planta al natural, ya que la esencia es demasiado fuerte.

- Hierve una taza de agua y añade una cucharadita de ajedrea.

- Deja enfriar a temperatura ambiente y realiza gargarismos 3 veces al día.

2. Faringitis

La faringitis es la inflamación de la faringe, que se encuentra en la parte posterior de la garganta.

Sus síntomas son bastante molestos, y pueden incluir dolor y sequedad de garganta e incluso fiebre.

- Haz una mezcla a partes iguales de **verbena**, **gordolobo** y **malvavisco**.

- Hierve una taza de agua y añade una cucharadita de la mezcla.

- Deja reposar hasta que enfríe a temperatura ambiente.

- Realiza gargarismos o enjuagues 2 o 3 veces al día.

3. Laringitis

La laringitis es la inflamación de la laringe, donde se encuentran las cuerdas bucales. Su síntoma característico es la pérdida de voz o afonía, que puede ser parcial o total dependiendo de la gravedad.

La planta indicada para esta dolencia es el **liquen de Islandia**.

- Hierve una taza de agua con una cucharadita de liquen de Islandia durante 10 minutos.

- Deja reposar hasta que esté a temperatura ambiente. Añade un poco de miel al gusto.

- Toma de 2 a 3 tazas al día.

Conclusión

Es importante un diagnóstico certero antes de seguir un tratamiento alternativo.

En cualquier caso, mantén informado a tu médico o terapeuta.

Infórmate de las plantas medicinales de este remedio para ver posibles contraindicaciones o advertencias.

21.- Plantas medicinales para la menstruación

Existen plantas medicinales para trastornos menstruales y en este artículo vamos a ver algunas de ellas para reducir, en la medida de lo posible, el consumo de medicamentos.

El problema

Desde la pubertad hasta la menopausia, la mujer sufre cada mes la montaña rusa de los cambios hormonales.

Y durante todo ese tiempo, pueden padecer de trastornos menstruales, como la ausencia del periodo, sangrado excesivo, periodos irregulares, dolor del bajo vientre, espasmos, etc.

Lo más práctico es echar mano de medicamentos para calmar los síntomas, pero muchos de ellos tienen efectos secundarios poco deseables, en el mejor de los casos.

Plantas que te pueden ayudar a aliviar las molestias de la menstruación.

1. Bolsa de pastor

La bolsa de pastor tiene un efecto hemostático y vasoconstrictor.

Se recomienda para casos en los que la regla es muy abundante.

Hierve una taza de agua y añade 1 cucharadita de bolsa de pastor. Deja reposar otros 10 minutos. Toma de 2 a 3 tazas al día.

2. Sauzgatillo

El sauzgatillo tiene propiedades estrogénicas.

Las plantas que poseen esta cualidad, ayudan a normalizar los periodos irregulares.

Esta planta difícilmente se puede conseguir fresca, pero existe la alternativa de cápsulas con el extracto de la misma.

Sigue las indicaciones del preparado.

3. Onagra

La onagra se suele recomendar para casos de acné o como aporte de ácidos grasos esenciales.

Tomada regularmente, es excelente para reducir los trastornos menstruales más comunes.

Por su propiedad antiinflamatoria, reduce la inflamación del vientre durante el periodo.

Así mismo equilibra el sistema hormonal y normaliza los periodos irregulares.

Además de todo ello, es un buen suplemento de Omega 3, y mejora la salud en general.

Están disponibles en el mercado, ya desde hace algunas décadas, perlas conteniendo aceite de semilla de onagra.

Toma una perla al día con abundante agua. Según la presentación de las perlas, quizá debas tomar más, consulta las instrucciones del producto.

4. Cimicífuga

La cimicífuga tiene propiedades casi idénticas al sauzgatillo, por lo que la incluyo en esta lista para que te sea más fácil disponer de alguna de ellas.

El beneficio principal del consumo de cimicífuga es que regulariza los periodos.

también esta indicada para las alteraciones hormonales que se producen en la menopausia.

La forma de tomarla es en cápsulas con extracto de la raíz, y se puede encontrar en tiendas naturistas o en internet.

Sigue las indicaciones del producto.

5. Chía

La chía es una de las plantas medicinales más versátiles, y esto es debido al gran aporte de nutrientes esenciales, especialmente Omega 3.

El Omega 3 es imprescindible para un sistema hormonal sano, y en lo que respecta a la menstruación es realmente importante.

Tiene propiedades antiinflamatorias, antiespasmódica y reguladora del periodo.

Para obtener todos sus beneficios, es mejor triturarlas.

Llena una taza de agua grande y añade una cucharada de semillas de chía.

Agítalas bien y déjalas tapadas toda la noche.

Al día siguiente, añade un vaso de jugo de naranja u otra fruta a la mezcla y pásala por la licuadora.

Tomando esto cada día en el desayuno, notaras sus beneficios en 2 o 3 meses, además elimina el estreñimiento como efecto colateral positivo.

Conclusión

Con las plantas medicinales de esta lista, se cubren la mayoría de trastornos menstruales.

Como norma general, evita el uso de cualquiera de estas plantas durante el embarazo y el periodo de lactancia.

22.- Cómo tratar la otitis con fitoterapia

Por email me preguntaron si sabía cómo tratar la otitis con fitoterapia.

Realmente no hay muchas plantas medicinales a las que se les atribuya la propiedad de mejorar la otitis.

Aunque en principio nos pueden servir plantas con propiedades antibacterianas y antiinflamatorias.

Pero hay que escoger con cuidado cuales vamos a utilizar, ya que no queremos provocar un daño mayor en el oído.

A continuación vamos a ver la manera de preparar un aceite ótico para aplicar en gotas.

Qué es la otitis

Según la definición de la wikipedia, *es la inflamación del oído debida, generalmente, a una infección, que produce dolor intenso, fiebre y trastornos en la audición.*

Aquí vamos a referirnos a la más común, que es la otitis media, que como su propio nombre indica, es la infección e inflamación del oído medio.

Propiedades del aceite ótico

Con la selección de plantas medicinales de este aceite, se busca abarcar los posibles orígenes víricos o bacterianos de la infección.

Igualmente tiene propiedades antiinflamatorias y analgésicas.

Qué necesitamos

- Un frasquito con gotero de cristal oscuro.

- Aceite esencial de **orégano**.

- Aceite esencial de **eucalipto**.

- Aceite esencial de **clavo**.

- Aceite esencial de **tomillo**.

- Aceite esencial de **melisa**.

- Aceite de oliva virgen extra o aceite de almendras dulces.

Preparación

- Lava, desinfecta y seca bien el frasquito de cristal.

- Añade una cucharada del aceite de oliva o del de almendras dulces.

- Agrega una gota de cada uno de los aceites esenciales.

- Cierra el frasquito y agita bien.

- Guárdalo en un lugar fresco y oscuro.

Aplicación

Saca el frasco y frótalo con las 2 manos. Esto se hace para que se mezclen bien los ingredientes, pero además para que se caliente un poco el aceite.

Con la cabeza de la persona a tratar ladeada y con el oído dañado hacia arriba, introduce 2 gotas en el oído.

Tápalo inmediatamente con un poco de algodón.

Esta operación se puede repetir 2 veces al día.

Observaciones

Informa a tu médico o terapeuta antes de seguir un tratamiento alternativo.

Si no puedes conseguir todos los aceites esenciales, hasta con 3 de ellos puedes preparar el remedio.

Este aceite ótico te puede durar una semana bien conservado. Pasado ese tiempo es preferible desecharlo

Si observas cualquier signo de irritación al aplicar el aceite, suspéndelo de inmediato.

Infórmate sobre las plantas medicinales para ver posibles incompatibilidades o contraindicaciones.

23.- Eliminar las verrugas naturalmente

Vamos a ver en este caso cómo eliminar las verrugas naturalmente, y para ello vamos a servirnos de varias plantas medicinales, que por su composición, queman las verrugas y las hacen desaparecer paulatinamente.

El problema

Las verrugas son un tipo de lesión en la piel originadas por el virus del papiloma humano.

La mayoría de las verrugas, no significan mayor problema de salud.

Pero si resultan molestas y antiestéticas, sobre todo cuando salen en la cara y el cuello.

Hay personas a las que les sale gran cantidad de ellas y les causa gran preocupación.

Estas cuatro plantas medicinales son las más recomendadas para eliminar verrugas, ordenadas de mayor a menor eficacia.

Si no puedes conseguir la primera, tienes las otras como alternativas.

1. Lechetrezna

La lechetrezna es una planta fácil de encontrar en casi cualquier lugar del mundo, pues existen más de 2000 especies del género Euphorbia, muchas de ellas con un látex altamente cáustico.

Se necesita un ejemplar de la planta viva, de la que se corta un tallo lo más pequeño posible

Inmediatamente brota el látex, que es lo que se utiliza para quemar la verruga.

- Cubre la zona alrededor de la verruga con vaselina o un apósito especial con agujero en el centro.

- Aplica el látex solo sobre la cabeza de la verruga.

- Repite la operación en 2 o 3 verrugas si las tuvieras, pero no más.

- Deja que seque una media hora.

- Lava con abundante agua tibia y jabón.

- Esto se puede repetir una vez cada día hasta su completa desaparición.

2. Celidonia

La **celidonia** tiene una larga trayectoria como antiverrugoso, ya que se usaba para ese fin desde hace 500 años.

Al igual que la lechetrezna, al cortar un tallo exuda el látex cáustico.

Sigue el mismo modo de empleo que la planta anterior.

3. Algarrobo

El **algarrobo** es un árbol común en la región mediterránea, aunque ya es más difícil encontrarlo por la disminución de terrenos baldíos y rústicos.

Su fruto es una vaina, la algarroba, que antiguamente se daba a los niños como golosina.

Del fruto aun verde, al cortarlo, sale una especie de mucílago con propiedades antiverrugosas.

Es mucho más suave que el látex de las plantas anteriores, por lo que no es necesario proteger la piel antes de aplicarlo.

No obstante, si el tratamiento se alarga muchos días, es preferible proteger la piel alrededor del las verrugas por precaución.

Se aplica del mismo modo que las anteriores, pero en este caso puedes tratar mayor número de verrugas, si se diera el caso.

4. Higuera

La **higuera** es un árbol originario de Asia, pero que se encuentra aclimatado en casi todo el mundo, especialmente en la región mediterránea.

El remedio de cortar los higos verdes y aplicar el látex sobre las verrugas, es muy antiguo y popular, probablemente el más conocido de estas cuatro plantas medicinales.

Sigue el modo de empleo de la lechetrezna para aplicar el látex de higos verdes.

Conclusión

Consulta con tu médico si tienes dudas de qué tipo de lesión en la piel se trata. Ante cualquier signo de irritación o alergia a los componentes del látex, suspende la aplicación de inmediato.

24.- Curar las aftas bucales con fitoterapia

El problema

Las aftas son un tipo de lesión que se producen en el interior de la cavidad bucal.

Aunque no se conocen muy bien su origen, se sospecha que aparecen con mayor frecuencia cuando el sistema inmunitario está debilitado.

Se presentan como una úlcera de color blanco amarillento con un círculo rojo alrededor.

Son muy molestas para quién las padece, llegando incluso a desanimar a algunas personas de ingerir alimentos, especialmente calientes.

Son más comunes durante la adolescencia y en algunos casos son recurrentes, es decir, reaparecen periódicamente.

Las plantas medicinales que necesitamos tienen propiedades antiséptica, astringente, inmunoestimulante y cicatrizante.

1. Cincoenrama

La **cincoenrama** es la planta ideal para las aftas bucales, pues reúne en sí misma propiedades antiséptica, astringente y cicatrizante.

La raíz de esta planta se prepara en decocción.

Hierve 1/4 de litro de agua con una cucharadita de cincoenrama durante 10 minutos.

Deja enfriar a temperatura ambiente.

Realiza enjuagues bucales con el líquido, de 2 a 3 veces al día.

2. Equinácea

La equinácea es famosa por su facultad de estimular las defensas naturales del organismo.

Se suele recomendar como preventivo de resfriados y gripes en los cambios estacionales.

En el caso de las aftas bucales, acelera la curación de las mismas y sobre todo previene que vuelvan a salir.

Se puede tomar en infinidad de productos ya preparados con el extracto de la planta.

Sigue las indicaciones del preparado.

3. Serpol

El serpol es una planta con propiedades antisépticas, muy similares a las del tomillo, pero de efecto más suave.

En este caso se usan sus flores en infusión.

Hierve una taza de agua y agregar una cucharadita de flores de serpol.

Déjalo en reposo hasta que esté a temperatura ambiente.

Realiza enjuagues bucales 3 veces al día.

4. Astrágalo

El astrágalo es una planta fundamental en la medicina china.

Posee propiedades antiviral e inmunoestimulante.

El extracto de la raíz es la parte utilizada en esta ocasión.

Mejora el sistema inmunitario en general tomada regularmente.

La mejor forma de obtener sus beneficios es ingiriendo cápsulas u otros formatos del extracto.

Sigue las indicaciones del producto.

5. Salvia

Y por último, pero no menos importante, podemos recurrir a la salvia.

Tiene un gran poder antiséptico y astringente que nos viene de maravilla para tratar las aftas.

Calienta hasta hervir una taza grande de agua y agrega un cucharadita de salvia. Deja reposar hasta que enfríe a temperatura ambiente. Realiza enjuagues 2 a 3 veces al día.

Conclusión

Informa a tu médico o terapeuta antes de seguir cualquier tratamiento alternativo. Si observas algún síntoma de irritación, suspende el tratamiento de inmediato. Igualmente, si las aftas duran más de 1 semana o 10 días, acude al especialista para descartar una dolencia más grave.

25.- Cómo tratar la cistitis con plantas medicinales

El problema

La cistitis es una irritación de la vejiga en el mejor de los casos, o una infección en otros, con su correspondiente inflamación.

Tiene varias posibles causas, entre ellas el uso de productos de higiene femenina, como efecto secundario de quimioterapia o radioterapia, y por infección bacteriana.

Sus síntomas comprenden la necesidad urgente de orinar, dolor y ardor al orinar, y en algunos casos incluso fiebre, entre otros.

No cabe duda que esto causa un gran malestar a las personas que sufren esta enfermedad.

En fitoterapia nos podemos servir de las siguientes plantas medicinales para aliviar la cistitis.

1. Gayuba

La **gayuba** posee tres propiedades esenciales para tratar la cistitis.

Es antiséptica, diurética y antiinflamatoria.

La parte utilizada de la gayuba son sus hojas, que se preparan en infusión.

Hierve una taza de agua y añade una cucharadita de hojas de gayuba.

Deja reposar 10 minutos. Toma 2 a 3 tazas al día.

2. Gatuña

La **gatuña** es una planta con propiedades antibacterianas y diuréticas.

Esto la hace indicada para los casos de cistitis aguda.

En este caso, la parte con más propiedades son las raíces.

Hierve 1 litro de agua y agrega 2 cucharadas de gatuña.

Deja reposar 10 minutos. Toma de 4 a 5 tazas al día.

3. Vara de oro

Las propiedades principales de la **vara de oro** son como antiséptico, antifúngico y antiinflamatorio.

Se recomienda en los casos de cistitis en que está presente una infección.

Hierve una taza de agua y agrega una cucharadita de flores de vara de oro.

Déjalo en infusión 10 minutos. Toma de 2 a 3 tazas al día.

4. Cola de caballo

La **cola de caballo** es sobradamente conocida por su efecto diurético.

La ventaja de la cola de caballo sobre otras plantas diuréticas, es que elimina líquidos y es remineralizante al mismo tiempo.

Al tratarse de un tallo duro debido a su alto contenido en sílice, se prepara en decocción.

Hierve 1 litro de agua con 2 cucharadas de cola de caballo durante 10 minutos.

Deja que entibie un poco el líquido antes de tomarlo. Hasta 3 tazas al día.

5. Enebro

Las bayas de **enebro** se añaden a la destilación de la ginebra.

Si has probado esta bebida, te habrás dado cuenta de que es altamente diurética, debido precisamente a las propiedades del enebro.

El enebro es además un gran antiséptico para tratar las infecciones urinarias, y entre ellas también la cistitis.

Calienta 1/4 de litro de agua hasta que hierva y añade una cucharadita de bayas de enebro.

Deja reposar 15 minutos. Toma de 2 a 3 tazas al día.

Conclusión

Antes de seguir un tratamiento alternativo, consulta con tu médico o terapeuta.

Si aparece algún síntoma grave, como sangre en la orina o fiebre muy alta, acude de inmediato al especialista.

Infórmate de las propiedades de cada planta para ver posibles contraindicaciones y advertencias.

26.- Plantas medicinales para curar heridas

¿Quién no se ha hecho un corte o herida a lo largo de su vida? En fitoterapia podemos servirnos de las plantas medicinales para curar heridas.

El problema

La piel es la barrera entre el medio en el que vivimos y el interior del cuerpo, pero al mismo tiempo puede ser muy frágil.

Sea por el tipo de trabajo que tenemos o la práctica de algún deporte, es muy probable que se produzca alguna herida, corte o rasguño.

Las heridas abiertas cursan con hemorragia, y si no se tratan a tiempo, se pueden infectar.

Si se descuida en su proceso de curación, además puede quedar una antiestética cicatriz.

Las siguientes 5 plantas nos van a ayudar en la curación de heridas y cortes.

1. Cariofilada

La **cariofilada** tiene buena fama como hemostático, es decir, que detiene las hemorragias.

Posee además un efecto antiinflamatorio que nos viene bien en este caso.

Hierve una taza de agua y añade 2 cucharaditas de cariofilada.

Deja reposar 5 minutos y añade un cubito de hielo a la taza.

Moja una gasa de algodón y aplícala en la herida abierta hasta que pare de sangrar.

2. Cantueso

Una vez cortada la hemorragia, inmediatamente hay que aplicar un antiséptico, para evitar infecciones.

Los aceites esenciales y otros compuestos del **cantueso**, nos sirven para ello.

Se podría preparar una infusión de cantueso de la forma tradicional, pero el inconveniente de ese método, es que se tarda demasiado tiempo.

En este caso nos conviene conseguir un alcohol de cantueso (con la esencia), para aplicarlo en el momento y así evitar gérmenes en la herida.

3. Uva de gato

La **uva de gato** tiene propiedades cicatrizantes y vulnerarias.

Nos ayuda a secar y cicatrizar heridas que no sangren y sin presencia de infección.

En una licuadora añade 2 cucharadas de uva de gato hasta formar una pasta homogénea.

Aplícala en cataplasmas sobre las heridas durante 1 hora.

Retírala con cuidado de que no se pegue en la herida.

Esto se puede repetir 1 vez por día, hasta notar mejoría.

4. Vulneraria

La **vulneraria** fue una planta muy utilizada antiguamente para curar heridas.

Esto es debido a que es buen antiséptico, y por otro lado tiene propiedades cicatrizantes, osea, que podemos aplicarla en la fase inicial cuando se produce la herida, y cuando ya está secando, para acelerar la cicatrización.

Hierve una taza de agua y agrega una cucharadita de vulneraria.

Deja enfriar y aplica sobre la herida con una gasa de algodón.

Repite la operación una vez al día, hasta que cicatrice.

5. Rosa mosqueta

Las propiedad cicatrizante de la **rosa mosqueta** es de sobra conocida.

Incluso algunos cirujanos la recomendaban para acelerar la cicatrización en operaciones estéticas.

Cuenta entre sus componentes con ácidos grasos esenciales, que son los que producen ese efecto sobre la piel.

Para asegurarse de obtener los beneficios, es importante conseguir un aceite de rosa mosqueta de buena calidad y certificado, si es posible.

Se aplica una gotita del mismo sobre la herida ya seca, masajeando bien la zona hasta su completa absorción.

Repetir esto una vez por día.

Conclusión

Estas recomendaciones nos van a servir para heridas superficiales, rasguños y cortes poco profundos.

Para heridas profundas o con necesidad de puntos, acude a urgencias de tu hospital más cercano.

Infórmate de las plantas indicadas en este remedio para ver posibles advertencias.

27.- Cómo aliviar la gota con plantas medicinales

El problema

La gota es la cristalización de sales derivadas del ácido úrico en diferentes partes del cuerpo, especialmente en las articulaciones.

Es una enfermedad muy dolorosa para quien la padece, e incluso dificulta el caminar cuando aparece en el dedo gordo del pie.

Puede aparecer porque el cuerpo esté produciendo más ácido úrico, porque es incapaz de eliminarlo correctamente, o una combinación de esos 2 factores.

Estas plantas nos van a ayudar a bajar la inflamación y eliminar ácido úrico.

1. Cólquico

El **cólquico** tiene propiedades antiinflamatorias especialmente indicadas para el tratamiento de la gota.

Esto es debido al componente más importante, la colchicina.

Además baja el nivel de acidez de la zona afectada, favoreciendo la eliminación del ácido úrico.

La forma más efectiva de tomarla, es adquiriendo los preparados comerciales con extracto de cólquico, de venta en tiendas naturistas.

Sigue las indicaciones del preparado.

2. Apio

El **apio** es bien conocido por su efecto diurético.

Es una de las plantas que más ayudan a desintoxicar el organismo.

Con la particularidad de que no desmineraliza el cuerpo, al contrario, es buen remineralizante.

Es excelente para eliminar el exceso de ácido úrico y alcanilizar la sangre.

Puedes tomarlo en licuados junto a otras verduras o frutas, o añadido a las comidas.

Un tallo de apio grande al día es lo aconsejable.

3. Parietaria

La **parietaria** es otra planta con propiedades diuréticas.

Favorece la eliminación del ácido úrico a través de la orina.

Igualmente ayuda a reducir los edemas si fuera ese el caso.

Hierve una taza de agua y añade una cucharadita de parietaria.

Deja en infusión 10 minutos. Toma 3 tazas al día.

4. Fresno

El **fresno** es muy interesante para el tratamiento de la gota, por que posee las 2 propiedades que nos interesan.

Es un buen diurético a la vez que antiinflamatorio.

Del fresno se pueden usar sus hojas o la corteza, pero en este caso nos conviene las hojas, ya que son más diuréticas.

Hierve 1 litro de agua y añade 3 cucharadas de hojas de fresno.

Deja reposar 10 minutos. Toma 3 o más tazas al día.

5. Herniaria

Aunque la herniaria es menos conocida que las otras plantas, también tiene propiedades diuréticas interesantes.

Aumenta la producción de orina, por lo que está indicada en todos los casos en que esto es conveniente, como cuando existen edemas, infecciones urinarias y gota.

La parte aérea de la herniaria es la que nos interesa.

Hierve un 1/4 de litro de agua y agrega una cucharadita de la planta.

Deja reposar 10 minutos. Toma de 2 a 3 tazas al día.

Conclusión

Antes de seguir este o cualquier tratamiento alternativo, consulta con tu médico o terapeuta.

Igualmente, mantenlo informado de todos los pasos a seguir.

28.- Infusión de plantas medicinales para gases

El problema

La acumulación de gases en el aparato digestivo, es una dolencia muy común, y que afecta a todo el mundo en algún momento.

Como consecuencia de tomar refrescos gaseosos, comer demasiado rápido y gran cantidad de alimentos, y en otros casos como síntoma de alguna enfermedad.

En ocasiones aparece dolor abdominal y espasmos intestinales, causando malestar a la persona que lo sufre.

Las siguientes plantas nos van a ayudar con sus propiedades carminativas y espasmolíticas.

Qué necesitamos

- Una cucharada de semillas de anís.

- Una cucharada de semillas de hinojo.

- Una cucharada de semillas de eneldo.

- Una cucharada de hojas de hierbaluisa.

- Una cucharada de flores de manzanilla.

- Una ramita de canela.

- Un bote de cristal hermético, a ser posible de color oscuro.

Preparación

Simplemente mezcla todas las plantas, cortando en trocitos la rama de canela, y luego mete todo en el frasco, cerrándolo bien.

Modo de empleo

Hierve 1/2 litro de agua y añade una cucharada de la mezcla de plantas.

Deja reposar 10 minutos tapándolo.

Toma 3 tazas al día, después de las comidas.

Conclusión

Si las molestias intestinales persisten por varios días, acude a tu médico para descartar una dolencia grave.

No son imprescindibles todas las plantas para preparar la mezcla, con 3 de ellas conseguirás el efecto deseado.

29.- Pasta dental de plantas y arcilla blanca

Independientemente de si la mala fama que tiene el flúor está justificada o no, y ante la duda, es preferible prescindir de los productos que tienen ese ingrediente.

Existen en el mercado productos muy buenos que no contienen flúor ni otros ingredientes tóxicos.

Pero si eres de esas personas a las que les gusta hacer sus propios productos naturales, esta pasta dental de plantas y arcilla blanca es muy fácil de preparar.

Qué necesitamos

- 100 gramos de arcilla blanca de calidad (sin arena).

- Un puñado de **tomillo** fresco.

- Un puñado de hojas frescas de **menta** o hierbabuena.

- Una cucharada de semillas de **anís** (opcional).

- Un mortero.

- Un frasquito de cristal hermético.

Preparación

1. Mezcla las plantas homogéneamente, cortando en trozos el tomillo si fuera necesario.

2. Agrega una cucharada de esa mezcla al mortero.

3. Añade una cucharada de arcilla blanca y machaca la mezcla ligeramente, 2 o 3 golpes está bien.

4. Vacía el contenido del mortero temporalmente en una taza o similar, tapándola con un plato.

5. Repite la operación añadiendo una cucharada de plantas y de arcilla y machacando, hasta acabar con todos los ingredientes.

6. Vierte la mezcla en un colador lo suficientemente fino para que solo pase el polvo de la arcilla.

7. Cierra el frasco y guarda en un lugar fresco y seco.

Modo de empleo

Moja el cepillo de dientes con un poco de agua.

Añade un poco de la mezcla al cepillo con la ayuda de una cucharita, no introduzcas el cepillo dentro del frasco, ya que la humedad lo echaría a perder.

Cepilla los dientes de la manera habitual, como si se tratara de la pasta común.

Repite el cepillado después de cada comida.

Beneficios de la pasta dental de plantas y arcilla blanca

Lo primero es el evitar productos químicos tóxicos o sospechosos, como el flúor. Con esta receta sabes exactamente que te llevas a la boca.

El tomillo es un poderoso antiséptico, lo que nos ayuda a prevenir la caries.

La hierbabuena, por su contenido en clorofila y aceite esencial, elimina el mal aliento y deja un agradable frescor en la boca.

Si prefieres el sabor del anís, también es una buena opción para prevenir la halitosis.

Por su parte, la arcilla blanca es antibacteriana y absorbe las toxinas de la boca.

Observaciones

Si es la primera vez que haces esta receta, prueba con la mitad de ingredientes para que no se eche a perder.

Puedes sustituir el anís por **regaliz** si te agrada su sabor, además tiene propiedades anticaries.

30.- Cómo preparar un antiséptico natural

En esta ocasión vamos a ver cómo preparar un antiséptico natural, con ingredientes fáciles de conseguir y de manera sencilla.

Para esos casos en los que nos hacemos una herida o contusión, sea por la práctica deportiva, accidentes laborales, o domésticos.

Los niños son los más proclives a rasguñarse con suma facilidad, por su actividad constante.

Para ellos también es útil este remedio, aunque diluido al 50% con agua.

Qué necesitamos

- 1 litro de alcohol de 96º.
- 2 cucharadas de tomillo.
- 2 cucharadas de hojas de eucalipto.
- 2 cucharadas de lavanda.
- 2 cucharadas de salvia.
- 2 cucharadas de cantueso.
- 2 cucharadas de serpol.
- 2 cucharadas de orégano.
- Una botella de cristal oscuro.

Preparación

1. Mezcla bien todas las plantas para que queden de manera homogénea.

2. Introduce poco a poco la mezcla en la botella de cristal.

3. Añade el alcohol a la botella hasta que llegue al borde.

4. Cierra bien la botella y déjala durante 2 semanas en un lugar oscuro y seco.

5. Agita enérgicamente la botella cada día.

6. Pasado ese tiempo, filtra el líquido en otro recipiente con un filtro de los de café.

7. Regresa el líquido a la botella original (una vez limpia).

Modo de empleo

Moja una gasa de algodón con un poco del antiséptico natural.

Aplícalo dando toques en las heridas abiertas o rasguños.

Repite esta operación hasta que comience a secar la herida.

Beneficios del antiséptico natural

El más obvio, es el dejar de utilizar cócteles químicos que no sabemos muy bien que efectos producen.

Por otro lado, la combinación de plantas medicinales de esta receta, aseguran prevenir cualquier infección, debido a sus propiedades antibacterianas, antivirales y antifúngicas.

Observaciones

No es necesario que incluyas todas las plantas medicinales indicadas, con la mitad de ellas sigue siendo un gran antiséptico.

Si lo prefieres, puedes preparar este remedio con la mitad o una tercera parte de los ingredientes para probar el resultado.

31.- Tratamiento natural para el herpes labial

Vamos a realizar un tratamiento natural para el herpes labial con plantas medicinales de reconocidas propiedades antivirales.

Se trata de una crema con base de vaselina, que protege el herpes de agresiones externas, y al mismo tiempo combate la infección.

El herpes suele aparecer durante la infancia y adolescencia.

A la mayoría de personas el herpes le suele reaparecer en el mismo lugar, incluso años después, cuando se repiten las condiciones idóneas para su proliferación.

Qué necesitamos

- 20 gramos de vaselina
- Aceite esencial de **melisa**.
- Aceite esencial de **clavo**.
- Un frasquito para guardar la mezcla.

Preparación

1. A la vaselina añade 10 gotas de aceite esencial de melisa y 5 de clavo.
2. Agítalo bien para que quede una mezcla homogénea.
3. Cierra bien el frasco y conserva en el refrigerador.

Modo de empleo

Con las manos bien limpias y desinfectadas, aplica con el dedo un poco de la crema sobre el herpes, masajeando suavemente para que lo absorba la piel. Con una aplicación diaria es suficiente, y continúa hasta que desaparezca.

Lo importante es la prevención

Hay ciertas condiciones que hacen reaparecer al herpes latente. Cuando hay una bajada de defensas, es fácil que salga de nuevo.

La deshidratación también es un factor desencadenante, así como la falta de descanso o agotamiento físico. Procura tomar la suficiente cantidad de líquidos y descansar lo necesario para evitar una recaída.

En algunos casos, el herpes es estacional, es decir, sale al inicio de una estación, como por ejemplo la primavera, y cada año sucede lo mismo.

Sabiendo esto, puedes tomar un suplemento de **equinácea** entre 2 semanas a 1 mes antes de la fecha en la que suele aparecer el herpes, y continuar un par de semanas más después.

La equinácea es bien conocida por su propiedad de aumentar las defensas, haciendo más difícil que prospere una infección.

Observaciones

Si tienes la piel sensible, haz la mitad de la receta, y reduce la cantidad de aceite esencial de clavo o elimínalo, ya que es bastante fuerte. Se conserva bien durante un mes, pasado ese tiempo perderá gran parte de su eficacia.

32.- Plantas medicinales para las varices

Las varices son el resultado de la insuficiencia circulatoria de la sangre que va de vuelta al corazón.

Por suerte existen plantas medicinales para las varices, y son bastante eficaces para este propósito.

Algunas actúan por vía interna y otras externamente, podemos escoger lo que sea más cómodo o combinar las 2 vías de administración.

Los resultados se obtienen bastante rápido, pero también dependerá de la gravedad de las varices y el tiempo que hace que padecemos esta dolencia.

Lista de plantas para tratar las varices

1. Castaño de indias

El rey indiscutible para tratar este tipo de trastornos circulatorios es el **castaño de indias**.

Está indicado como estimulante circulatorio general, para las varices y hemorroides.

Se utiliza internamente, en forma de cápsulas con extracto de la planta.

Sigue las indicaciones del preparado.

2. Rusco

El **rusco** tiene propiedades astringentes y venotónicas.

En uso interno está indicado para las hemorroides y los trastornos circulatorios.

En uso externo, forma parte de cremas y otros preparados para masajear las zonas con problemas de varices.

Sigue las indicaciones del producto.

3. Hamamelis

La propiedad más conocida del **hamamelis** es la de astringente, especialmente para el cutis.

Pero esa misma cualidad nos viene bien para "encoger" las venas varicosas.

Al igual que el rusco, existen varios productos para masajear las piernas conteniendo hamamelis y otras plantas similares.

Se puede aplicar durante largos periodos de tiempo y se consiguen buenos resultados.

4. Ciprés

En este caso, es el aceite esencial de **ciprés** el que nos interesa para las varices.

En un frasquito de cristal añade una cucharada de aceite de almendras dulces o de **aguacate** virgen extra.

Agrega 5 gotas de aceite esencial de ciprés, ciérralo y agita bien.

Masajea las piernas, empezando por los tobillos, y sin presionar demasiado, siempre en sentido ascendente, como ayudando a la sangre a subir.

Repite este masaje todos los días durante un mes, y descansa una semana.

5. Peonía

La **peonía** tiene propiedades cicatrizante, venotónica y astringente.

Aunque no es tan conocida como las anteriores, da muy buenos resultados para tratar las varices. Es exclusiva para uso externo, ya que ahora se sabe de su toxicidad cuando se ingiere.

Los preparados que contienen peonía vienen acompañados de otras plantas para el mismo fin. Se puede aplicar en masajes como el aceite esencial de ciprés y por el mismo periodo de tiempo.

Observaciones

Los mejores resultados se obtienen combinando el uso externo e interno. Una buena opción sería tomar cápsulas con extracto de castaño de indias y masajear a diario con el aceite de ciprés o la crema de peonía. En cualquier caso, también se debe hacer algún cambio en los hábitos de vida. Una dieta alta en vegetales, baja en grasas y 20 minutos de ejercicio diario son muy eficaces, si no es que más que los masajes.

33.- Siete plantas medicinales para la bronquitis

La bronquitis es una una enfermedad pulmonar en la que se inflama la pared interna de los bronquios.

Las causas más probables son el consumo de tabaco, infecciones o niveles de contaminación del aire elevados.

Al estrecharse el paso del aire en los bronquios, se dificulta enormemente la respiración, y la tos con mucosidad es otro síntoma típico de esta enfermedad.

A continuación vamos a ver las plantas medicinales con propiedades expectorantes y broncodilatadoras para la bronquitis.

1. Umckaloabo

El umckaloabo es una especie de geranio de origen africano, del que se usan sus raíces.

El extracto de esta planta se utiliza con éxito en bronquitis agudas y crónicas.

Es un sustituto natural de los fármacos que contienen acetilcisteína y similares.

Solo se puede encontrar en preparados comerciales. Sigue el modo de empleo del producto.

2. Tomillo

El tomillo es la planta más utilizada para tratar enfermedades pulmonares.

Sus propiedades mas destacadas son como antiséptico y expectorante.

Hierve una taza de agua y agrega una cucharadita de tomillo.

Deja en infusión 10 minutos, tapándolo. Añade una cucharadita de miel y tómalo bien caliente.

Toma de 2 a 3 tazas al día, una de ellas poco antes de ir a dormir.

3. Hiedra

La hiedra es otra planta con grandes propiedades expectorantes y mucolíticas.

Suele formar parte de jarabes naturales precisamente para tratar la bronquitis y los catarros.

Puedes utilizar uno de estos jarabes o prepararla de la misma forma que el tomillo.

4. Siempreviva

La siempreviva está indicada para los casos de bronquitis de origen bacteriano.

Quizá sea la planta más completa para la bronquitis, pues sus propiedades son antiinflamatoria, antibacteriana y expectorante.

Hierve medio litro de agua y añade una cucharada de siempreviva.

Deja en reposo 10 minutos. Toma 2 o 3 tazas al día, endulzada con miel de tomillo si es posible.

5. Liquen de Islandia

Las beneficios del **liquen de Islandia** vienen de sus efectos como antibacteriano, antitusivo y antibiótico.

Se suele recomendar para enfermedades de las vías respiratorias, como laringitis, faringitis y también para la bronquitis.

Hierve durante 10 minutos una taza de agua con una cucharadita de liquen de Islandia.

Deja enfriar a temperatura ambiente y endulza con miel.

Toma de 2 a 3 tazas al día.

6. Primavera

La **primavera** contiene un nivel alto de saponinas, lo que le otorga propiedades expectorantes y mucolíticas.

Las partes de la planta utilizadas suelen ser las flores y las raíces.

Pon a hervir 1/4 de litro de agua con una cucharadita de primavera, durante 5 minutos.

Deja en infusión otros 10 minutos. Toma 3 tazas al día, endulzando con miel al gusto.

7. Verbena

La **verbena** es otra gran aliada para tratar enfermedades de las vías respiratorias.

Sus efectos principales son antitusivo, antiinflamatorio y analgésico.

Es fácil encontrarla en preparados con propiedades expectorantes, como jarabes para la tos y bronquitis.

Hierve una taza de agua y añade 1 cucharadita de verbena.

Deja en infusión 10 minutos. Endulza con miel de tomillo o similar.

Puedes tomar 2 o 3 tazas al día.

Observaciones

Asegúrate de que el diagnóstico sea correcto, para ello acude a un especialista.

Mantén informado a tu médico en todo momento de cualquier tratamiento alternativo antes de ponerlo en práctica.

Bibliografía

BRUNETON, Jean. *Farmacognosia*. Villar del Fresno, Ángel (trad.). 2ª ed. Zaragoza: Acribia, 2001. 1099 p. ISBN: 84-85389-83-2

ARA ROLDÁN, Alfredo. *40 plantas medicinales*. 2ª ed. Madrid: Edaf, 2003. 224 p. ISBN: 84-41412-28-6

PAMPLONA ROGER, Jorge. *Salud por las plantas medicinales*. 2ª ed. Madrid: Safeliz, 2009. 384 p. ISBN: 84-72081-06-0

BERDONCES, Josep. *Gran diccionario ilustrado de las plantas medicinales*. 1ª ed. Barcelona: Océano Ambar, 2010. 1368 p. ISBN: 84-77565-78-6

RADFORD, Joan. *Aromas que curan*. Mateovich, Delia (trad.). 1ª ed. Barcelona: Robin Book, 1997. 280 p. ISBN: 84-7927-197-3

HENSEL, Wolfgang. *Plantas medicinales*. Fortes, Mª Jesús (trad.). 1ª ed. BarceloNa: Omega, 2008. 256 p. ISBN: 84-28214-79-4

GRÜNWALD, Jörg / JÄNICKE, Christof. *La farmacia verde*. Lillo Toledo, Cristina (trad.). 2ª ed. León: Everest, 2009. 416 p. ISBN: 978-84-241-1760-3

ARA ROLDÁN, Alfredo. *100 plantas medicinales escogidas*. 1ª ed. Madrid: Edaf, 1997. 384 p. ISBN: 84-41401-60-8

VANACLOCHA, Bernat / CAÑIGUERAL, Salvador. *Fitoterapia. Vademécum de prescripción*. 4ª ed. Barcelona: Masson, 2003. 1091 p. ISBN: 84-458-1220-3

HOFFMANN, David. *Atlas ilustrado de las plantas medicinales*. López López, Mª José (trad.). 1ª ed. Madrid: Susaeta, 2008. 257 p. ISBN: 84-305-6370-9

BONNIER, Gaston. *Plantas medicinales, melíferas, útiles y perjudiciales.* 1ª ed. Barcelona: Omega, 1990. 168 p. ISBN: 84-28208-83-2

BERDONCES, Josep. *Gran enciclopedia de las plantas medicinales.* 1ª ed. Madrid: Susaeta, 1998. 1020 p. ISBN: 843058496X

FONT QUER, Pío. *Plantas medicinales: el dioscórides renovado.* 1ª ed., 10ª imp. Barcelona: Península, 1999. 1184 p. ISBN: 84-83072-42-4

CASTILLO GARCÍA, Encarna / MARTÍNEZ SOLÍS, Isabel. *Manual de fitoterapia.* 1ª ed. Barcelona: Masson, 2007. 536 p. ISBN: 978-84-458-1797-1

CEBRIAN, Jordi. *Diccionario de plantas medicinales.* 1ª ed. Barcelona: RBA, 2002. 670 p. ISBN: 84-79018-41-0

FISHER, Kathleen. *Plantas medicinales para la salud.* Andrés Lleó, Ana (trad.). 1ª ed. Barcelona: Océano Ámbar, 2004. 208 p. ISBN: 84-75561-04-7

PABLO HERNÁNDEZ, Carmela de. *Plantas medicinales.* 1ª ed. Jaén: Formación Alcalá, 2010. 146 p. ISBN: 84-98910-70-6

MANTOVANI, Laura. *Plantas medicinales.* Tutor Alvariño, Pilar (trad.). 1ª ed. Madrid: Susaeta, 2006. 96 p. ISBN: 84-30556-85-0

TOMAS MELGAR, Luis. *Guía de las plantas que curan.* 1ª ed. Madrid: Libsa, 2004. 320 p. ISBN: 84-66211-23-3

DURÁN, Nuria. *Plantas medicinales. Identificación, propiedades.* 1ª ed. Barcelona: Geoestel, 2006. 64 p. ISBN: 84-96295-74-5

EDDE, Gérard. *Manual de las plantas medicinales*. Gutiérrez Planas, Francesc (trad.). 1ª ed. Palma de Mallorca: José J. de Olañeta, 1998. 180 p. ISBN: 84-76517-28-9

PÉREZ AGUSTÍ, Adolfo. *Las 200 plantas medicinales más eficaces*. 1ª ed. Madrid: Masters ediciones, 200 5. 216 p. ISBN:84-96319-38-5

MUÑOZ, Fernando. *Plantas medicinales y aromáticas. Estudio, cultivo y procesado*. 1ª ed. Madrid: Mundi-prensa libros, 1996. 365 p. ISBN: 84-71146-24-X

REY BUENO, Mª del Mar. *Historia de las hierbas mágicas y medicinales*. 1ª ed. Madrid: Nowtilus, 2008. 302 p. ISBN: 84-97634-28-4

CLERGEAUD, Chantal y Lionel. *Aceites vegetales. Aceites de salud y belleza*. Morais, José Luis (trad.). 1ª ed. Pontevedra: Amyris ediciones, 2011. 152 p. ISBN: 978-84-939001-0-6

CECCHINI, Tina. *Las plantas medicinales*. 1ª ed. Barcelona: De vecchi ediciones, 2008. 352 p. ISBN: 84-31539-37-2

Derechos

Autoría, diseño y edición: Pedro Moreiro López.

www.ingramcontent.com/pod-product-compliance
Lightning Source LLC
Chambersburg PA
CBHW050442290526
45786CB00006B/2127